MANUEL

D'HYDROSUDOPATHIE.

COSSON , Imprimeur de l'Académie royale de médecine, rue Saint-Germain-des-Prés , 9.

MANUEL

D'HYDROSUDOPATHIE,

OU

TRAITEMENT DES MALADIES

PAR L'EAU FROIDE, LA SUEUR,

L'EXERCICE ET LE RÉGIME;

SUIVANT LA MÉTHODE EMPLOYÉE

PAR V. PRIESSNITZ A GRAEFENBERG,

PAR LE DOCTEUR BIGEL,

Médecin de l'École de Strasbourg, membre de l'Institut médico-chirurgical de Naples, de l'Académie de Saint-Pétersbourg, professeur d'accouchement, assesseur du Collége de l'empire de Russie, médecin de feu S. A. I. le grand-duc Constantin, chevalier de la Légion-d'Honneur, etc.

SUIVI D'UN

MÉMOIRE PHYSIOLOGIQUE SUR LA CHALEUR ANIMALE,

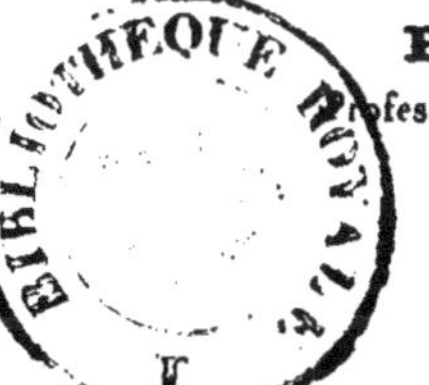

PAR M. PELLETAN,

Professeur à la Faculté de médecine de Paris.

PARIS,

J.-B. BAILLIÈRE,

LIBRAIRE DE L'ACADÉMIE ROYALE DE MÉDECINE,

RUE DE L'ÉCOLE DE MÉDECINE, 17;

LONDRES, CHEZ H. BAILLIÈRE, 219, REGENT-STREET.

1840.

AVANT-PROPOS.

A Graefenberg, sur le sommet d'une haute montagne, au sein d'une atmosphère éminemment vitale, à la faveur d'un régime qui nous rapproche de nos premiers pères, et d'un exercice proportionné aux forces, Priessnitz opère des guérisons qui ont mis en éveil l'attention de toute l'Europe. Médecins et hommes étrangers à l'art, tous rendent hommage au génie créateur de cette méthode curative. L'envie a bien essayé de faire siffler ses serpens ; mais ses clameurs furent aussitôt étouffées par les mille et une voix de la reconnaissance. De nombreux écrits ont été consacrés à la publication des merveilles de Graefenberg. Je les ai lus avec soin, et, donnant la préférence au tableau le plus complet de ce remarquable établissement, j'ai cru servir mon pays en lui offrant la traduction de l'ouvrage du professeur Munde. Atteint d'une de ces maladies qui font le désespoir de la médecine, l'auteur vint demander à Priessnitz une santé que personne encore n'avait pu lui rendre. Sa confiance et sa soumission aux règles rigoureuses du traitement, ne tardèrent pas à recevoir leur récompense. A l'exemple de tant d'autres, il eût pu, satisfait de son sort, se borner à consacrer de nouveau à l'instruction publique dont il est chargé, la nouvelle existence qui venait de lui être rendue, en nourrissant une profonde gratitude dans son cœur. Mais ses yeux avaient vu tant de merveilles, son esprit était frappé d'idées si neuves, son cœur était si ému des bienfaits prodigués à l'humanité par un vrai philanthrope trop occupé à soulager ses semblables pour avoir le temps de les instruire, qu'il s'imposa le devoir de faire, avec le consentement de Priessnitz, ce que celui-ci ne pouvait exécuter. C'est de cette source, aussi pure que le sentiment qui l'inspira, qu'est sorti le Traité complet d'hydrosudopathie dont je donne la traduction. L'auteur n'est point initié aux connaissances médicales des écoles. On ne peut donc exiger de lui que le récit véridique des faits dont il a été témoin. S'il se permet des réflexions, des raisonnemens, des objections, quelques improbations même, c'est seulement sur des points de doctrine qui, bien que du domaine de la médecine, sont du ressort du bon sens et de la saine raison, qualités qui n'appartiennent pas exclusivement à l'homme de l'art. D'ailleurs, ce n'est point aux médecins qu'il parle, bien qu'ils puissent trouver dans son livre le redressement de bien des erreurs qui sont encore admises, professées et pratiquées comme autant de vérités. Il s'adresse à tous les hommes jaloux de conserver le trésor de la santé, du maintien de laquelle l'hygiène de Priessnitz est un sûr garant, comme elle est la condition rigoureuse de la guérison des maladies. Il appelle au temple nouveau élevé à Esculape les nombreuses victimes des aberrations de régime et des erreurs médicales, enfans gâtés de la fortune, et console ceux auxquels elle a refusé ses faveurs, en assurant que la stricte observation des préceptes de Priessnitz peut en tous lieux renouveler les miracles dont Graefenberg est le théâtre. Le professeur Munde termine son ouvrage par l'énumération d'un grand nombre de maladies dont la guérison s'est opérée sous ses yeux. On y voit figurer la goutte, le rhumatisme, la syphilis, les hémorrhoïdes, l'hypochondrie, la fièvre, l'inflammation des diverses parties de l'organisme, le choléra, la grippe, toutes maladies dans le traitement desquelles la médecine s'est montrée plus ou moins impuissante, et dont la méthode curative de Graefenberg triomphe journellement, à la faveur de l'eau froide et de la transpiration.

On ne s'attend pas sans doute à trouver la nouvelle méthode révêtue du vernis systématique dont la médecine a de tous temps décoré ses productions. Une telle prétention serait au moins prématurée. Il est à désirer même qu'on ne songe aux formes scientifiques que quand le temps et de nombreuses épreuves auront renouvelé les faits, multiplié les résultats, et confirmé les vues qui doivent donner naissance à la doctrine. Cette sage temporisation préviendra la faute commise par tous les auteurs de systèmes médicaux, qui, ne procédant pas du connu à l'inconnu, ont mis l'hypothèse à la place des faits et donné les rêves de leur imagination pour les lois de la nature. J'en appelle à l'histoire même de la médecine. Offre-t-elle autre chose que le tableau décourageant de l'instabilité des principes, qu'une série de théories médicales se succédant les unes aux autres, sans qu'aucune d'elles ait jamais pu contenter un esprit droit, satisfaire une conscience pure!

On objectera peut-être que le créateur de l'hydrosudopathie est étranger à tout savoir médical. Rendons bien plutôt grâce à la Providence, qui refusa l'éducation médicale à Priessnitz, pour faire de lui le médecin de la nature. Sur les bancs de l'école, son esprit juste et son sens droit eussent bien pu refuser d'admettre des principes qui ne portent pas le cachet de l'évidence. Mais peut-être aussi se serait-il laissé aller, dans une sorte de défiance de soi-même, à croire sur la parole des maîtres et à grossir le nombre des partisans des conjectures. Gardons-nous de croire néanmoins que cet homme, qui n'a jamais ouvert un livre de médecine, et qui, sans éducation médicale, opère journellement la cure des maladies les plus diverses et les plus désespérées, agisse en aveugle et n'ait d'autre guide que le hasard. On le voit, au milieu des malades accourus des quatre coins de l'Europe, conserver cette tranquillité d'esprit qui assure le jugement, peser dans la balance de son expérience le plus ou le moins de gravité des maladies, discerner avec une rare justesse ce qui est curable de ce qui ne l'est pas, annoncer à ceux-ci une guérison radicale, ne promettre à ceux-là que du soulagement, prédire enfin à quelques uns l'aggravation de leur état, s'ils essaient un traitement hors de proportion avec leurs forces, et la mort pour prix de l'imprudence d'avoir porté l'irritation dans un organe profondément altéré, qui ne permet de vivre qu'à la faveur de l'assoupissement dans lequel il demeure plongé. Certes, ces opérations intellectuelles ne sont pas d'un homme ordinaire! Que sera-ce, si nous le montrons embrassant dans son activité infatigable le chiffre de quatre à cinq cents malades, répondant à tous les besoins, nuançant l'application de l'eau froide suivant la diversité des formes et les degrés de la maladie, et réalisant en quelque sorte par l'emploi de cet élément la chimère tant poursuivie d'un remède universel? Certes, encore, on ne refusera pas de reconnaître à ces traits l'homme de génie, l'homme que la nature semble avoir créé médecin, l'homme chargé par elle d'une mission spéciale!

On verra dans le cours de cet ouvrage

sous quel point de vue Priessnitz envisage les maladies, en explique la formation, en démontre les produits. C'est dans les infractions aux règles de l'hygiène qu'il en a cherché et trouvé les causes occasionelles, reconnaissant à la nature seule l'intelligence de la manière dont elles se produisent. Il suffit effectivement d'ouvrir les yeux pour reconnaître que la nature est l'unique agent de la guérison des maladies. En observant avec attention ses procédés, on la voit multiplier ses efforts pour déterminer des évacuations qui, la plupart du temps, rétablissent la santé. Ces évacuations, nommées crises par l'école ancienne, servirent pendant bien des siècles de base à ses doctrines. Mais on voulut pénétrer plus avant, dérober à la nature le secret de ses opérations, et l'on ne rencontra que l'erreur. Parmi ces diverses évacuations qui amènent la solution des maladies, la transpiration, plus remarquable que les autres par sa fréquence, frappe tous les yeux, et elle ne dut point échapper à l'esprit observateur de Priessnitz. Habitant la campagne, et campagnard lui-même, il eut fréquemment occasion de voir l'homme des champs, privé des secours de la médecine, se guérir par la provocation d'abondantes sueurs. Il fit de ce fait le fondement de sa théorie, et de la sueur le principal instrument de sa méthode curative.

Jusque-là Priessnitz n'est qu'imitateur d'un procédé aussi ancien que la médecine elle-même. Mais ce qui lui appartient, c'est la manière de provoquer la sueur sans le secours d'aucun remède, c'est celle de l'entretenir à volonté, et selon l'exigence des cas, par l'eau froide, bue en plus ou moins grande quantité. Cette méthode, diamétralement opposée à celle qu'on a suivie de tous temps, paraît, au premier coup d'œil, dangereuse, insensée même. Cependant, elle n'a encore eu jusqu'ici aucun des inconvéniens dont le préjugé la croirait susceptible; loin de là même, elle a servi et sert encore chaque jour à faire disparaître les maladies les plus graves.

Si l'on considère, dit Priessnitz, le calme des organes circulatoires et respiratoires, qui ne sont stimulés par aucun remède, ni agités par aucun mouvement violent du corps ou de l'âme, on conçoit que l'eau froide, bue pendant une transpiration provoquée par la concentration de la chaleur naturelle du corps, à l'aide de couvertures dont le contact immédiat avec la peau n'en permet point l'exhalation, loin de compromettre l'organisme, lui procure au contraire un soulagement et un rafraîchissement dont tous les malades proclament la réalité.

Je n'en dirai pas davantage, pour ne

point anticiper sur les nombreuses preuves de l'innocuité et de l'efficacité de ce procédé, en apparence paradoxal, qu'on trouvera dans l'ouvrage que j'ai traduit. J'ai voulu seulement faire ressortir que l'homme capable de juger ainsi un point de doctrine, est pourvu de tous les dons de l'esprit qui constituent le vrai médecin.

MANUEL

D'HYDROSUDOPATHIE.

INTRODUCTION.

Dès l'antiquité la plus reculée on employait déjà l'eau froide dans le traitement des maladies. Hippocrate et Galien en faisaient usage avec succès. Parmi les modernes, Hahn, Currie, Floyer, Wright, Mylius et Reuss furent les premiers qui appelèrent l'attention sur elle. Mais leurs efforts, contrariés par les préjugés, l'entêtement et le charlatanisme, n'eurent aucun succès : ce moyen curatif tomba dans un oubli complet, dont OErtel vient tout récemment de le tirer, en reproduisant l'ancien ouvrage de Hahn. C'est la voix éloquente d'OErtel qui a commencé la réputation de Priessnitz, en faisant connaître au monde des cures étonnantes, dont la modestie de cet homme remarquable laissait ignorer l'existence. Vinrent ensuite Brand, Krœber, Kurtz, Doering et Harnisch, dont les excellens écrits contribuèrent à la répandre. Mais, de tous ceux qui ont appliqué l'eau froide au traitement des maladies, nul n'a su la manier avec autant de hardiesse, ni surtout avec autant d'habileté, que Priessnitz. Au moyen des formes nombreuses sous lesquelles il l'administre, il attaque toutes les maladies qui lui paraissent susceptibles de guérison, et le plus souvent il parvient à rétablir des malades réputés incurables, qui sont redevables de leurs souffrances moins à leurs propres fautes qu'à celles de la médecine ; car il est digne de remarque que la plupart des personnes qui viennent à Graefenberg, et qui quittent cet établissement, en en bénissant le fondateur, ont été abandonnées par les médecins.

Nul remède n'est plus propre à attaquer les humeurs morbifiques et à les expulser de l'organisme, que l'eau froide, administrée à la manière de Priessnitz. Le succès de cette méthode est le prix de la patience et de la persévérance. Elle a même quelques procédés qui exigent du courage. Celui qui, après avoir commencé le traitement, s'arrêterait, effrayé par l'apparition de quelques phénomènes critiques; celui qui, rebuté de certaines manipulations assez désagréables, les remettrait au lendemain ; celui enfin qui voudrait associer aux pratiques de Graefenberg la jouissance du vin, de la bière, du thé, du café et des épices, tous ceux-là ne doivent pas compter sur la guérison. Ils feront mieux d'en revenir à leur ancien mode de traitement. Une confiance sans bornes, une constance inébranlable, une soumission entière à toutes les prescriptions , une abstinence sévère de tout ce qui est défendu ; telles sont les conditions rigoureuses du succès, et les auxiliaires de ce précieux remède dont la nature nous a donné une si riche part. Eh ! que n'a-t-elle pas fait pour nous, cette bonne nature ? à quels besoins n'a-t-elle pas pourvu ? pourquoi faut-il qu'on ait renoncé à l'existence simple et heureuse qu'elle nous avait préparée, et que l'art se soit partout substitué à elle ? Dans l'état actuel de notre civilisation , on ne connaît la nature que de nom. Il n'y a plus que l'homme réduit à la dernière misère qui étanche sa soif avec de l'eau ! Riches, pauvres, hommes, femmes, enfans, vieillards, tous reculent, quand il leur faut en boire ; c'est peut-être parce que l'eau ne coûte rien, qu'on ne veut pas s'en servir ; car, dans notre vie toute factice, on est venu à n'estimer les choses que d'après leur prix vénal, et peut-être boirait-on davantage d'eau, respirerait-on plus souvent l'air libre, s'exposerait-on plus volontiers aux rayons du soleil, s'il ne fallait pas partager l'eau, l'air et le soleil avec le mendiant. Plus d'une fois j'ai conseillé à des gens de la classe inférieure de boire de l'eau, et toujours j'ai reçu d'eux cette réponse, qu'il se passait souvent des semaines entières sans qu'ils en prissent une seule goutte. Et que buvez-vous donc, ajoutais-je ? De la bière ou du vin, et si nous sommes obligés de nous en passer, nous ne buvons pas.

Je m'étonne que l'eau soit demeurée en possession de servir à la propreté extérieure du corps. Mais on a bien soin de ne l'employer que chaude, sans songer que cette chaleur a pour effet d'affaiblir la peau , et de la rendre plus accessible aux influences nuisibles du dehors. Les classes aisées ne manquent pas non plus d'ajouter des parfums, des esprits odoriférans , auxquels on attribue des vertus fortifiantes, sans se douter que ces substances agissent précisément en sens inverse. Mais ne faut-il pas se distinguer de la foule ?

On peut en dire autant des vêtemens. Sans parler de leur coupe , qui le plus souvent n'est point en harmonie avec les besoins de l'organisme , quels effets nuisibles ne doivent pas résulter de tous ces habits dont on surcharge le corps. On veut garantir la peau de l'air frais , y concentrer la chaleur qui s'exhale sans cesse du corps, et achever ainsi ce que les bains chauds, les boissons spiritueuses , le défaut d'exercice et une nourriture échauffante, ont si bien commencé. On ne s'aperçoit pas que plus on tient le corps chaud, plus on affaiblit la peau, qui devient tellement sensible aux influences extérieures, qu'on est incessamment obligé d'augmenter l'épaisseur et le nombre des vêtemens. Vient enfin un moment où l'on ne peut plus rien ajouter à l'habillement , déjà trop

lourd. Alors les personnes faibles et irritables,
dont le nombre augmente chaque jour , grâce
à notre mauvais régime, renoncent à sortir de
chez elles , ne se doutant pas qu'une semblable
résolution les expose à d'innombrables incommodités, et que le lavage du corps entier , répété trois ou quatre fois avec de l'eau froide ,
les mettrait en état de quitter leur appartement
chaud , d'abandonner la flanelle , et de se livrer sans aucun péril aux impressions bienfaisantes d'un air frais.

Priessnitz se plaît à raconter qu'une dame de
haut parage en était venue , à force d'éviter
le grand air , au point de ne pouvoir plus vivre
qu'auprès de son feu , et très-chaudement vê-
tue ; encore avait-elle soin de faire bien chauf-
fer deux pièces qu'il fallait traverser pour arriver à elle. Chaque jour elle recevait la visite
d'un médecin chargé d'émousser son irritabilité
extrême. L'homme de l'art, et plusieurs de ses
collègues, n'ayant pu la déterminer à sortir de
sa chambre , et lassés de ses éternels caprices,
l'abandonnèrent à son malheureux sort. Dans
cette extrémité, elle recourut à Priessnitz, qui,
par des lavages à l'eau froide , et l'application

de compresses mouillées sur le corps, la mit en état de sortir dès le quatrième jour, par un temps pluvieux, et de faire une promenade d'une demi-heure, d'où elle revint saine et sauve dans son appartement médiocrement chauffé.

C'est cette mollesse, cette délicatesse de nos mœurs modernes qui oppose le plus grand obstacle à l'emploi de l'eau froide. L'homme recherche les impressions qui flattent ses sens, et évite celles qui n'ont pas pour lui l'attrait du plaisir; avec un peu de courage, il sentirait que le déplaisir est momentané, et qu'en lui garantissant la santé du corps et de l'âme, il devient bientôt le plaisir même, tandis que l'asservissement aux jouissances des sens ne laisse après lui qu'énervation et dégoût. Ne pouvant changer la nature du climat que nous habitons, il faut endurcir notre corps, nous familiariser avec les intempéries de l'air, et les faire tourner au profit de notre santé. Ce serait même en vain que l'homme à qui sa fortune permettrait de changer de climat, irait chercher un ciel plus doux. Si la mollesse montait en croupe avec lui, il ne pourrait manquer de ressembler à cette dame dont parle Priessnitz, qui, près de son feu, sentait encore le froid. Un air plus échauffé énerverait de plus en plus sa peau, et sous le climat de Naples il serait sensible au froid, tout aussi sûrement qu'avec un corps endurci il se trouverait à son aise dans la hutte d'un Esquimau.

Il y a encore un autre obstacle à l'emploi extérieur de l'eau froide, c'est la fausse croyance que de là doivent résulter des refroidissemens, source incontestable d'un grand nombre de maladies. On ne veut pas comprendre qu'un bain de pieds froid, suivi d'un exercice convenable, réchauffe aussitôt cette partie du corps, et qu'il n'est point de moyen plus sûr pour la préserver du refroidissement.

L'on affecte la même incrédulité à l'égard de l'effet révulsif du bain de pieds froid. Cependant rien n'est mieux constaté que la souveraine efficacité de ce bain dans le mal de tête. Il n'est personne qui ne sache qu'après s'être lavé les mains et le visage à l'eau froide, on y ressent une chaleur agréable, que l'eau chaude ne laisse point après elle. Qui de nous n'a éprouvé que les parties du corps qui ont été exposées à une pluie froide ou à la neige deviennent brûlantes dès que le froid a cessé d'agir ?

Lorsqu'on se lave le corps avec de l'eau froide, il faut opérer vite, s'habiller promptement, et se livrer de suite à l'exercice. On doit éviter ce lavage toutes les fois qu'on sent du froid, parce qu'alors la réaction, ou reproduction de la chaleur, est plus tardive. Ces précautions mettent à l'abri du refroidissement les personnes les plus délicates, eussent-elles la peau sensible, et n'eussent-elles jamais fait usage de l'eau froide à l'extérieur. La crainte à cet égard n'a d'autre fondement qu'un préjugé entretenu, il faut le dire, par une grande partie des médecins.

Cependant, il est juste de dire que quelques uns d'entre eux, frappés des heureux résultats de l'eau froide, ont secoué cette absurde croyance, et, prenant leur pratique à revers, ont mis l'eau fraîche à la place de l'eau chaude, à laquelle ils supposaient jadis tant de vertus. Louons-les d'avoir compris que l'humanité doit gagner beaucoup à la substitution de cet élément, dont la nature abonde, aux préparations

coûteuses et si souvent nuisibles des pharma-
cies. Il faut applaudir au mouvement philan-
thropique qui leur a inspiré de mettre ce nouveau moyen curatif à l'épreuve et d'en faire
une étude approfondie. Attendons-nous néanmoins à voir plus d'un jeune docteur, tout fier
de sa science, dont avec le temps il oubliera
plus de la moitié comme inutile à l'exercice de
l'art, regarder avec mépris ce vulgaire élément, dédaigner d'en rechercher les propriétés, et continuer, dans son aveuglement, d'en
interdire l'usage à ses malades, de le leur présenter presque comme un poison.

Parmi les maladies, on en compte de l'incurabilité desquelles le médecin est convaincu,
et auxquelles il ne peut opposer que des pallia-
tifs ; il a bien quelque soupçon que l'eau pourrait être utile alors, mais il est retenu par la
crainte de rencontrer chez son malade le préjugé qui la fait proscrire. N'a-t-il pas de plus
sa réputation à maintenir, sa clientelle à conserver? Dans la nécessité de prescrire quelque
chose, il ordonne un remède inutile, souvent
nuisible. L'une de ces maladies est la goutte :
quel est le goutteux qui n'ait pas été soumis aux

vomitifs , aux purgatifs, aux sangsues , aux
vésicatoires et aux autres moyens pharmaceutiques , tous plus ou moins préjudiciables aux
organes digestifs , sans en avoir éprouvé le
moindre soulagement? car l'amélioration qui
arrive enfin est plutôt due à la transpiration
provoquée par la température du lit et de l'appartement. Et cependant les médecins, tout
en confessant leur impuissance de guérir la
goutte, continuent de l'attaquer avec des remèdes héroïques, au risque de troubler les
premières voies, dont le dérangement ajoute
encore à la masse des humeurs arthritiques.
Ils joignent même à leurs prescriptions la dé-
fense expresse d'user, soit à l'intérieur, soit à
l'extérieur, de la seule chose qui puisse fortifier l'estomac. J'ai été plus d'une fois témoin
de ces déplorables traitemens, d'autant moins
excusables que ceux qui les entreprenaient
avaient eu sous les yeux des preuves palpables
de l'efficacité de l'eau froide. Avec la meilleure
volonté du monde, on doit s'attendre sans
doute à rencontrer des obstacles quand il s'a-
git d'appliquer la méthode de l'hydrosudopathie. Tantôt c'est l'espace qui manque , et tan-

tôt c'est l'eau bonne ; tel n'aura pas le temps, et tel autre ne pourra se procurer la couverture indispensable pour exciter la transpiration. Mais le plus souvent ces obstacles s'évanouissent à la voix du médecin plein de confiance dans la nouvelle méthode curative, et à celle de la nature, qui inspire aux hommes l'impatience de la douleur et l'horreur de la destruction.

Malgré les déclamations des adversaires de l'hydrosudopathie, il faut bien croire à son efficacité, confirmée par le témoignage des personnes qui ont assisté aux guérisons brillantes qu'elle opère. Ceux que la maladie ou la la curiosité n'ont point conduits à Graefenberg, en trouveront la preuve dans les ouvrages relatant les innombrables cures qui y ont été opérées, et dans les écrits des médecins qui ont étudié la méthode. Tous sont unanimes pour en proclamer l'excellence. Mais, quelque intime que soit ma conviction à cet égard, je me garderai bien de dire que la méthode de Priessnitz soit un remède universel. A la vérité, s'il pouvait exister un remède propre à guérir toutes les maladies, ce remède ne saurait être que l'eau froide. Il n'en est aucun que l'on puisse employer utilement dans un aussi grand nombre de cas divers. Où trouver ailleurs un remède à la fois résolutif et fortifiant, propriétés qui semblent s'exclure mutuellement? Plusieurs médecins, entre autres Œrtel, ont reconnu à l'eau froide cette double vertu, que leur pratique a constamment confirmée. Mais de toutes les méthodes d'administrer l'eau froide, celle de Priessnitz me paraît mériter la préférence. Elle attaque plus énergiquement l'humeur peccante, et l'ébranle plus promptement dans son siége, en vertu des nombreuses modifications qu'elle permet d'apporter à l'emploi de l'eau. Sa supériorité tient spécialement au mode de transpiration qui lui est propre; car cette évacuation soutenue épuise en grande partie l'humeur morbifique. Je m'abstiens néanmoins de tout jugement définitif à cet égard, me réservant de faire remarquer, à mesure que je décrirai les diverses manipulations, ce qu'elles ont de défectueux et d'impraticable.

Mais si l'hydrosudopathie, comme moyen curatif, ne peut être affranchie de tout obstacle dans son application, au moins n'en rencontre-t-elle aucun comme moyen diététique et préservatif. Il est certain qu'on ne connaît aucun moyen qui soit plus propre à endurcir le corps contre les vicissitudes de l'air, à prévenir les affections catarrhales et rhumatismales, que l'eau froide et l'exercice en plein air. Force, fraîcheur et beauté seront toujours le partage de ceux qui s'y soumettront.

Malheureusement rien n'est plus rare aujourd'hui que de soigner la peau, sans qu'on se doute des suites fâcheuses de cette négligence. Il est généralement reconnu qu'un corps adulte et sain exhale journellement une quantité de sucs superflus équivalente au poids de trois livres. Si cette exhalation diminue d'abondance, ce qui arrive nécessairement lorsque l'organe cutané a perdu son énergie, que l'exercice et les lavages à l'eau froide peuvent seuls entretenir, que doivent devenir ces sucs superflus, retenus dans l'organisme? La réponse est facile. Ils s'accumulent sur les organes internes, et deviennent la source de toutes sortes de maladies. Les vomitifs et purgatifs y remédient, à ce qu'on dit; sans doute, mais pour quelque temps seulement. On ne voit pas que les éva-

cuations qu'ils déterminent ne sauraient suppléer la transpiration. On voit encore moins
qu'ils affaiblissent les organes digestifs , dont la
débilitation devient une nouvelle source de maladies. Comparez à la personne soumise à ce
régime celle qui se lave le corps avec de l'eau
froide , dont elle fait son unique boisson : celle-
ci ne connaît ni les catarrhes ni les courbatu-
res , dont l'autre est continuellement atteinte.
Sa peau, pleine d'activité vitale , exécute sans
trouble les fonctions qui lui ont été départies ;
l'eau qu'elle boit, et qui est le plus grand dissolvant de la nature , divise et atténue tous les
épaississemens , enveloppe et noie toutes les
acrimonies qui se trouvent dans les organes et
dans le sang , et travaille , de concert avec la
peau , à en délivrer l'organisme.

Rien donc de plus frappant que les avantages
qui résultent des lavages et des bains à l'eau
froide. Celui qui en a fait l'épreuve ne peut les
méconnaître , surtout si à ces pratiques il joint
l'exercice et la tempérance. C'est le seul moyen
d'entretenir cette hilarité , qui est la compagne
de la santé ; car l'eau froide fait ressentir sa
bienfaisante influence à l'esprit comme au corps.

Ces conseils s'adressent surtout aux pères de famille, jaloux d'élever des enfans sains et robustes. En les suivant, ils peuvent compter sur une génération florissante de santé et de force, qui leur portera une éternelle reconnaissance pour l'avoir familiarisée avec cet élément et le lui avoir rendu une source de jouissances. Il est superflu de les avertir que l'usage de l'eau doit être soutenu par l'exercice en plein air, et qu'il commande aussi la réforme des habillemens et appartemens trop chauds, si l'on veut ne pas détruire d'un côté ce que l'on a édifié de l'autre.

Avant de terminer cette introduction, je dirai aux femmes que l'eau froide est le véritable fard de la beauté. En vain demandent-elles aux essences parfumées les lis et les roses qui font le charme d'un beau visage ; elles ne les trouvent que dans l'élément dont la nature s'est montrée si prodigue. Ce moyen si simple est de tous les lieux et de toutes les saisons. Qu'elles en fassent l'épreuve, et elles cesseront de jalouser cette fraîcheur que la fille des champs puise dans le ruisseau qui arrose son pré.

CHAPITRE PREMIER.

Graefenberg est une colonie composée d'une vingtaine de maisons, qui fait partie de la petite ville de Freiwaldau ; elle est située dans un ravin étendu jusqu'au sommet d'une haute montagne. Cette colonie est née du besoin que quelques habitans de Freiwaldau éprouvaient de se rapprocher des terres qu'ils possédaient à Graefenberg. L'un d'eux était l'aïeul de Vincent Priessnitz. Tous s'étaient exclusivement occupés de la culture des terres, jusqu'au moment où le petit-fils de leur compatriote créa pour eux une nouvelle branche d'industrie.

La ville de Freiwaldau compte, avec Graefenberg, trois cents maisons, trois mille habitans, presque tous voués à l'agriculture, et un assez grand nombre d'ouvriers attachés aux fabriques et au commerce. Elle est située dans

la Silésie autrichienne, à huit lieues de Neiss,
dix-huit de Glatz, et vingt-quatre d'Olmütz. La
contrée qui l'environne offre un aspect magni-
fique ; mais un vent froid du nord-ouest y règne la plus grande partie de l'année, et pendant l'hiver, qui est assez long, la neige inter-
cepte les communications avec tout le voisinage.

Jamais, même durant la canicule, on ne ressent de chaleurs étouffantes à Graefenberg, ce
qui tient aux vents habituels et à l'extrême
hauteur de la position, élevée de six cents
pieds au dessus du plateau occupé par la ville
de Freiwaldau. Mais ces inconvéniens sont am-
plement compensés par l'air pur qu'on y respire, et qui contribue puissamment à l'œuvre
des guérisons.

Les maisons de Graefenberg occupent une
longue pente, qui du fond d'un vallon s'étend
jusqu'au sommet de la montagne. Les plus élevées, à l'exception d'une seule, appartiennent
toutes à Priessnitz. Elles se composent d'un
grand bâtiment en bois, d'un autre en pierre,
et d'un plus petit encore en bois. A côté se
trouve celle qu'habite Priessnitz, ayant ses dépendances jetées sans ordre dans une position

qui n'en permet aucun. Le premier bâtiment, le plus spacieux de tous, renferme un grand nombre de chambres, cinq appartemens destinés aux malades, une vaste salle à manger, la cuisine, les logemens des gens de service, et des écuries. Dans ce bâtiment se trouve aussi une énorme baignoire, assez grande et assez profonde pour qu'on puisse y nager. Derrière le grand bâtiment en bois coule la source d'eau à laquelle chacun vient puiser la quantité qui lui est prescrite, et qu'il boit en se promenant.

Les maisons qui appartiennent à Priessnitz peuvent recevoir environ cent cinquante malades. Le superflu doit se loger chez les propriétaires voisins, qui en reçoivent à peu près le même nombre. Ainsi Graefenberg ne peut pas admettre plus de trois cents personnes. Il est donc essentiel de se rendre à Graefenberg, aussitôt que la saison le permet, pour être sûr d'être logé. Mais il est plus sûr encore d'écrire à Priessnitz, en lui envoyant un aperçu de la maladie, sur la curabilité ou l'incurabilité de laquelle il prononce; autrement on court le risque de faire un voyage inutile; car il ne manque pas d'exemples que Priessnitz ait refusé d'accepter des malades que sa méthode ne pouvait guérir.

La disposition des appartemens, à Graefenberg, est d'une simplicité en harmonie avec le genre de vie qu'on y mène. On n'y trouve que l'absolu nécessaire. Un bois de lit recouvert d'une paillasse, une commode, une table, quelques chaises, un miroir, un chandelier, une cuvette pour se laver, une carafe et un verre, composent tout le mobilier de la chambre. On trouve à louer des matelas, des draps et des serviettes. Mais de beaux appartemens, que l'on occuperait peu, attendu l'obligation d'être toujours en plein air, seraient inutiles, et ne feraient d'ailleurs qu'accroître les dépenses du séjour. Cependant, malgré l'absence de tant d'accessoires dont la mollesse nous a créé le besoin, on ne trouve nulle part ni une réunion aussi nombreuse de personnes bien portantes, ni autant d'hilarité chez les malades qui ont à lutter pendant la journée presque entière avec les difficultés et les fatigues du traitement. Le courage nécessaire, s'ils ne l'apportent pas avec eux, ils le puisent dans le bien-être qu'ils ne tardent pas à ressentir, et dans la certitude que la première impression ne sera pas de longue durée.

L'établissement des douches est éloigné des maisons de Priessnitz de la distance d'une demi-lieue, et placé cent cinquante pieds plus haut, au milieu d'une forêt. Les douches, au nombre de six, dont quatre destinées aux hommes, et deux autres plus élevées aux femmes, occupent un emplacement romantique. On n'y aborde pas sans éprouver un mouvement de crainte. La température très-basse de l'eau et la percussion qu'elles exercent, causent un ébranlement et une sensation de froid, d'abord désagréables, mais qui ne tardent pas à se convertir en un sentiment de bien-être général et de force. Généralement parlant, il serait difficile de trouver un lieu plus propre à un établissement de ce genre, que la contrée de Graefenberg ; un lieu qui offre une eau plus pure et plus froide, où l'on respire un air plus vital, où la nature soit plus prodigue de ses beautés, où l'on suive un régime plus simple et plus conforme aux besoins de la maladie. Mais ce qu'on ne rencontre que là, c'est l'expérience consommée du fondateur, expérience acquise par vingt années de pratique, et qui assure à son établissement la première place parmi ceux qu'on a créés depuis sur le même modèle.

Dans la ville même, sont deux autres douches, établies pour la commodité des personnes auxquelles leur faiblesse ne permet pas de se rendre à la forêt, et pour suppléer à ces dernières, lorsque le mauvais temps en interdit l'usage.

On mange en été dans une grande salle qui peut contenir deux cent cinquante personnes; ce n'est que lorsque le nombre des malades est descendu à trente, qu'on passe dans une salle susceptible d'être chauffée. Au dessus de ce nombre, la grande salle réunit toujours les malades, quelle que soit la température. En 1836, au mois d'octobre, nous nous trouvions encore quatre-vingts, ce qui ne nous permettait pas de manger dans la salle chauffée. C'était un plaisir de voir comme chacun trottait pour se réchauffer, et, au déjeuner, ce n'était pas sans trembler que la main portait à la bouche la cuillère remplie de lait froid. Cependant personne ne murmurait. J'ai même remarqué que

la plupart ne passaient point de la grande salle
dans la petite, qui était chauffée, sans y éprouver une sensation pénible, causée par l'air
moins pur et chargé de vapeurs qu'on y respi-
rait. Ce que je puis affirmer, c'est qu'un jour,
après avoir passé quelque temps, soit à l'air,
soit dans la salle froide, il me prit fantaisie
d'aller à Freywaldau goûter le plaisir de me
trouver dans une chambre chauffée ; je n'y pus
rester que peu d'instans ; un sentiment de suf-
focation m'obligea bientôt d'en sortir.

A table, la société est composée de personnes de tous rangs et de tous sexes. La conver-
sation y est animée, et roule naturellement sur
tout ce qui a rapport à la cure. Les places sont
occupées d'après l'ancienneté ; cependant cette
règle n'est pas tellement rigide qu'il ne soit
permis de se placer près d'un ami. On ne se
cantonne point à Graefenberg. On y voit le
général à côté du simple officier, le ministre
auprès d'un écrivain. La nature, de concert
avec la douleur, y rapproche les hommes, et
cette égalité tourne au profit de tous. Il y a bien
parfois un orgueilleux qui veut faire bande à
part ; bien mal avisé est-il, car il ne tarde pas

à se trouver seul au milieu d'une société dont il devient la risée.

Rien, à mon sens, après les cures brillantes et nombreuses opérées à Graefenberg, ne fait mieux l'éloge de cet établissement que cette belle réunion de gens éclairés et de toutes conditions, qui viennent, les uns pour se guérir, les autres pour observer et étudier la méthode curative, portant tous une égale considération, un même amour au philanthrope à la direction duquel ils s'abandonnent sans restriction. Ce concert de louanges répond victorieusement à quelques voix mal intentionnées, qui ont prétendu déverser le ridicule sur l'auteur de tant de bienfaits.

Le lecteur n'apprendra pas sans intérêt comment Priessnitz fut conduit à l'idée de former son établissement, et à quelle source ont été puisées les connaissances indispensables à cet effet.

Priessnitz, dont le père avait de l'aisance, reçut une éducation conforme au temps et au lieu; il y joignit une justesse d'esprit et une tranquillité de caractère qui devaient faire de lui un excellent observateur. Quelques blessures légères , qu'il guérit avec de l'eau froide, avaient déjà fixé son attention , lorsqu'un accident très-grave , mais qui devait tourner au profit de ses semblable, sl'atteignit, et fit de lui forcément un hydrosudopathe.

A la rentrée des foins, il fut frappé à la figure d'un coup de pied de cheval, qui le renversa , et le chariot, en lui passant sur le corps , lui brisa deux côtes. On le ramena privé de connaissance. Appelé pour lui donner des soins, un chirurgien de Freywaldau déclara qu'il pourrait guérir, mais qu'il ne serait plus propre à aucun travail. Ce pronostic blessa le jeune Priessnitz , qui résolut de se guérir lui-même , et voici comment il s'y prit :

Son premier soin fut de remettre en place ses deux côtes, ce à quoi, il réussit en appuyant fortement le bas-ventre contre l'angle d'une chaise de bois, et retenant sa respiration de manière à enfler la cage de la poitrine. Cette opération douloureuse eut tout le succès qu'il en attendait. Les côtes ainsi replacées dans leur état naturel, il fit appliquer des serviettes mouillées sur les parties souffrantes , but beaucoup d'eau froide, mangea peu, et se tint dans un repos absolu. Dix jours après, il était en état de sortir, et, au bout d'un an, il put reprendre ses travaux.

L'étonnement que produisit cette cure lui fournit de fréquentes occasions de conseiller le même traitement à ses voisins, et de le mettre en pratique chez lui, tant sur les animaux que sur les hommes. De cette manière, il acquit bientôt, sur les vertus de l'eau et sur la manière de l'employer, assez de connaissances pour rendre beaucoup de services dans son voisinage, ce qui promptement lui valut quelque réputation. On ne tarda pas à l'appeler de tous côtés, et chaque jour sa maison s'emplissait de riches et de pauvres, qui venaient lui demander guérison. A force de voir des maladies de tout genre, qui s'offraient à son œil observateur, à son esprit d'investigation, il acquit bientôt une connaissance assez étendue de leur nature et l'art de les reconnaître à leurs symptômes. Réduit à l'eau pour tout remède, la tête vide de théories, et n'ayant pour guide que la voix de la nature, qui lui parlait d'autant plus clairement que l'art n'en pouvait étouffer la voix, il découvrit promptement les défectuosités de la diète et du régime appliqués au traitement ordinaire de la plupart des maladies, et trouva dans les applications multiples de l'eau le moyen de remédier à tous les maux. Point de doute que Priessnitz ne se soit formé une théorie quelconque sur les propriétés de l'eau, à la suite d'un exercice de plusienrs années, et à l'aide de ce génie observateur, de ce calme naturel que rien ne peut troubler, et que cette théorie ne lui ait jamais fait défaut dans le traitement des maladies les plus compliquées. Point de doute non plus qu'il ne doive ses belles expériences qu'à l'ignorance de toute science médicale proprement dite. Aujourd'hui, que son ignorance même l'a conduit à une aussi grande découverte, il serait à désirer que Priessnitz la façonnât médicalement et assez pour pouvoir l'encadrer dans un ordre systématique et la communiquer au monde; car tout ce qui a été écrit jusqu'ici, et tout ce qu'on pourra écrire encore sur Graefenberg, ne saurait équivaloir à ce qu'il pourrait nous dire, s'il voulait laisser parler le sentiment qui le dirige si sûrement dans les cas les plus difficiles. Mais je crains fort qu'il ne veuille rien

publier lui-même sur ses procédés curatifs. Il
ne reste donc qu'à observer tout ce qui est ob-
servable, à communiquer de temps à autre ses
observations, et à former un tout de ce qu'on
aura remarqué de plus important. Cette mission honorerait un bon médecin qui se décide-
rait à passer à Graefenberg assez de temps
pour étudier à fond la méthode curative. La
fortune ne tarderait pas à s'associer à cette
gloire, et à enrichir un établissement qu'il for-
merait à l'image de celui de Graefenberg. De
tous les médecins qui sont venus observer le
procédé de Priessnitz, le docteur Harder est
celui qui l'a observé le plus long-temps, et
qui, de l'avis de Priessnitz lui-même, a fait de
sa méthode l'étude la plus approfondie. Sans
doute il fera présent à la Russie d'un établissement semblable, et communiquera au monde
médical des expériences qui ajouteront encore
à celles de Priessnitz.

Déjà Priessnitz avait effectué un grand nombre
de guérisons (on porte à 1500 celles qu'il opéra
dans une année), lorsque tout à coup les médecins de la contrée résolurent de mettre fin à
ce qu'ils appelaient son charlatanisme; il fut

dénoncé. Mais quel moyen d'empêcher un homme de conseiller à ses semblables de se laver avec de l'eau froide et d'en boire? On accusa les éponges qui servaient aux lavages de renfermer des substances capables de produire ces cures merveilleuses. On les décomposa, et rien n'y fut trouvé. Depuis lors Priessnitz les a réformées, pour les remplacer par la main, seule chargée du frottement. C'est de la vie sur la vie, dit-il.

Un médecin de Freiwaldau revendiquait la cure d'un goutteux que Priessnitz avait réellement guéri. La plainte fut portée devant les tribunaux, qui appelèrent les deux guérisseurs et l'homme guéri. Qui de ces deux messieurs vous a guéri, demanda le président au meunier qui avait eu la goutte? Mais tous deux, répondit-il, M. le docteur m'a délivré de mon argent, et M. Priessnitz de ma goutte. Cet incident, qui dérida les juges, mit fin aux chicanes dont Priessnitz était l'objet de la part des médecins. Dès qu'on sut, à n'en pas douter, qu'il n'employait que l'eau, l'air et l'exercice, il lui fut permis par le gouvernement autrichien de continuer ses opérations. C'est alors qu'il fonda

son utile établissement, que les habitans de Freywaldau ont long-temps contrarié, malgré les
avantages que leur procure l'affluence des
étrangers qu'attire le renom du fondateur. Un
relevé exact des personnes qui l'ont fréquenté
depuis 1829 jusqu'à 1836, porte le nombre de
malades à quinze cent cinquante-huit. Mais si
l'on fait entrer en ligne de compte la foule des
pauvres que Priessnitz a guéris dans cet espace
de temps, et qui ne sont pas inscrits sur les
listes annuelles, le nombre des personnes auxquelles il a donné des conseils de vive voix ou
par écrit, et celui non moins considérable de
celles qu'il avait guéries avant la fondation de
son établissement ; enfin si l'on joint celui des
malades guéris dans les établissemens formés
sur le modèle de celui de Graefenberg, on
pourra prendre une idée, bien imparfaite néanmoins, de tout le bien qu'a déjà opéré Priessnitz, et apprécier d'avance celui qu'il fera encore, si la Providence le laisse encore long-
temps parmi nous, ce que permettent d'espérer son âge de quarante-cinq ans, sa belle
santé, la simplicité de son régime, et la gaieté
calme de son excellent caractère.

Des services aussi éminens, relevés encore par une grande modestie et l'absence de toutes prétentions, devaient finir par mériter à leur auteur la considération générale. Elle est même descendue des plus hauts lieux jusqu'à lui. L'an passé, au mois d'août, il reçut la visite de l'archiduc Maximilien, qui s'entretint deux heures avec lui, le quitta, enchanté de la justesse de son esprit, de sa modestie et de son mérite, et lui témoigna le désir de le voir continuer son établissement.

Je crois nécessaire d'offrir le tableau des prix auxquels on satisfait à Graefenberg tous ses besoins. Le voici :

	Fl. d'Al.	Kreutz.
La nourriture d'une semaine coûte.	4	»
Une chambre, dans la maison de pierre, ou la grande maison en bois. Par semaine.	2	»
Qnelques chambres dans l'une ou l'autre maison.	2	48
Une grande chambre. . . . . + . .	»	50
Une petite chambre.	»	30
Dans la petite maison de bois, au rez-de-chaussée.	1	40

La même chambre , au 1er étage. 1 »

La nourriture d'un domestique ,
toujours par semaine. 1 38

Le loyer d'une couverture de laine. » 21

Pour les bains, par semaine. . . . » 14

Pour les serviteurs à table. . . . » 7

Pour le serviteur du bain , quand
on n'a point de domestique ,
par semaine. . . . . » 40

Pour un matelas , une couverture
de lit, deux coussins et un drap
de lit , par semaine. 1 8

Tous les besoins d'une personne sans domestique , occupant une chambre à elle seule , ce qui arrive rarement en été , sont :

	Fl. d'Al.	Kreutz.
Une chambre.	2	»
La nourriture.	4	»
Le bain.	»	14
Le service de table.	»	7
Le serviteur du bain.	»	40
Total. .	7	1

Il faut joindre à ce compte l'apport de son lit et du linge de lit, le loyer de ces objets étant cher. Puis il ne plaît pas toujours d'employer ce qui a été au service des autres. On trouve des couvertures chez Priessnitz , qui sont d'une bonne qualité , et qui coûtent , une grande huit florins , une petite cinq florins. De plus , à son entrée dans la société , on paie à la caisse d'embellissement , entre les mains d'une commission qui préside à l'emploi des fonds :

	Fl. d'Al.	Kreutz.
Un homme seul. . . . , ...	1	40
Une dame seule.	1	»
Une famille.	3	»

Si l'on reste plus de six mois , la même somme est à payer au commencement du septième mois.

Existe-t-il une seule maison de santé où l'on n'ait à dépenser par semaine que sept florins d'Allemagne , environ seize francs. Ce qu'il y a de moins cher , c'est la nourriture ; car, à Graefenberg , on mange sans bornes , à la faveur d'un appétit qui n'en a point. Cet appétit extraordinaire s'explique par l'exercice qu'en fait, la grande quantité d'eau froide qu'on boit, les bains et les douches qu'on prend , mais surtout les sueurs abondantes qu'on éprouve , perte de sucs qui demande réparation. Voici

un aperçu de ce qui se consomme en été dans
un seul jour :

Viande de bœuf.	100 kilogr.
Viande de veau.	Idem
Viande de mouton.	75 kilogr.
Viande de cochon.	Idem
Canards.	90 pièces
Poules.	150 pièces
Riz.	50 kilogr.
Gruau.	Idem
Beurre pour déjeuner et souper	30 kilogr.
Lait.	550 litres
Pain.	150 kilogr.
Pruneaux.	10 kilogr.
OEufs.	500 kilogr.
Alimens farineux.	25 kilogr.

Cet exposé démontre combien grande est la
consommation à Graefenberg. Je ne décrirai
que le dîner du dimanche. Il se compose de la
soupe, du bœuf avec une sauce, du rôti avec
ses dépendances, de pain et de gâteaux ; le
tout formant ensemble un volume de cinq cents
livres, auxquelles il faut ajouter les déjeuners
et les soupers. Pour vivre ainsi pendant sept
jours, il n'en coûte que quatre florins, environ

dix francs. On ne saurait se nourrir à meilleur compte.

Faisons remarquer ici , en passant, qu'il est inutile d'apporter à Graefenberg beaucoup d'effets de garde-robe. On n'y fait aucun cas de la toilette , à laquelle personne n'a de temps à donner. On fera bien de prendre avec soi trois paires de draps de lit , des serviettes , de la vieille toile pour compresses , beaucoup de mouchoirs de poche , deux paires de pantoufles , des bottes à l'épreuve de l'eau , un surtout ouaté et un manteau , deux choses indispensables après le bain et la douche. On peut, à Freywaldau , se procurer tout ce qui pourrait manquer encore. Comme on a peu de temps à donner à la lecture, on fera bien de ne point se munir de livres , qui d'ailleurs sont sévèrement inspectés à la frontière autrichienne. Les employés sont aussi polis que le permet leur état. Il est bon de s'informer, avant de se présenter à eux , de ce qu'il est ou non permis d'introduire. La même précaution doit être prise au retour.

Réglement intérieur de l'établissement de Graefenberg.

1° Chaque convive est soumis aux lois du pays. Elles défendent les jeux de hasard, que le régime de l'établissement prescrit aussi, comme nuisibles à la santé.

2° Chacun des convives doit être muni d'un passeport.

3° Tout logement assuré d'avance est remis aussitôt après l'arrivée.

4° Priessnitz décide seul l'emploi du bain, le lieu et le temps.

5° Est attaché au service du bain, homme ou femme, un prix de 40 kreutzer par semaine.

6° Les domestiques, appartenant aux malades, sont logés et nourris dans l'établissement. Priessnitz ne compte jamais avec eux, mais avec leurs maîtres. Seulement le tabac à fumer ne leur est permis qu'en plein air ou dans les lieux qui leur sont désignés. Il leur est enjoint d'être attentifs au feu, tout dommage, par eux causé, étant à la charge des maîtres. La cloche les appelle à table, où ils mangent, n'étant pas permis d'emporter ailleurs sa nourriture. S'ils ont à se plaindre de leur manger, Priessnitz doit recevoir la plainte de la bouche de leur maître. Il leur est défendu de jeter de l'eau par les fenêtres, ainsi que de laver du linge ou des compresses dans les chambres.

7° Les domestiques et serviteurs des bains ne peuvent jamais se laver dans les baignoires, à moins qu'ils ne subissent eux-mêmes le traitement.

8° Les écuries et remises ne peuvent être occupées qu'une seule nuit. Les propriétaires d'équipages doivent songer à placer leurs chevaux et voitures, ou dans le village, ou à Freywaldau.

9° On ne peut avoir de chiens à Graefenberg. A aucune condition ils ne sont nourris.

10° Les malades à qui leur santé ne permet pas de paraître à la table commune, mangent chez eux, en se procurant de la vaisselle de table, et après avoir réglé la dépense de leur nourriture, un peu plus chère lorsqu'elle est prise en particulier. La cloche annonce toujours l'heure du repas.

11° Les malades peuvent fumer le soir après le souper, lorsque la table est desservie.

12° Il n'est point permis d'emporter des assiettes dans son logement, ni de les envoyer chercher par son domestique. Il faut toujours s'adresser aux servans de la table.

13° On recommande beaucoup de soin au sujet des lumières. Toute la domesticité doit être couchée à dix heures du soir, tant pour la moralité, que pour ne point troubler le sommeil des malades.

14° Le samedi, avant le dîner, s'effectue le paiement du logement, de la table et autres fournitures.

15° Avant le départ de Graefenberg, sera remise la petite récompense due aux serviteurs de l'établissement, pour être répartie avec égalité entre eux.

16° Tout bruit doit être évité jusqu'à cinq heures du matin, par respect pour le repos des malades.

17° L'usage des remèdes de la médecine est une fois pour tout interdit.

CHAPITRE II.

TRAITEMENT HYDROSUDOPATHIQUE.

Priessnitz admet que toutes les maladies, qui ne sont point causées par des lésions extérieures et le choc des corps étrangers, naissent d'humeurs nuisibles, qu'il nomme mauvais sucs, d'où résultent ou un dérangement général ou un désaccord dans quelque région de l'organisme. Conséquemment à ce principe, sa méthode curative ne peut avoir d'autre objet que d'expulser les mauvais sucs, et de les remplacer par de bons. Les moyens qu'il emploie pour atteindre ce but sont : l'eau, l'air, l'exercice et la diète. A-t-il raison de chercher les maladies, ou tout au moins leurs causes, dans les humeurs; c'est une question que je ne prétends pas décider. Toutefois le succès qui couronne sa méthode, suivie avec constance , semble lui donner raison ; car , généralement parlant, à l'aide des quatre moyens ci-dessus énoncés , il guérit toutes les maladies que les hommes de l'art déclarent être du ressort de la médecine. De plus , cette idée s'accorde avec l'opinion des plus célèbres médecins du siècle dernier , qui en firent la règle de leur pratique, avec laquelle celle de Priessnitz a beaucoup de ressemblance.

En 1792 , il parut à Brunswick un écrit attribué à Williaume , où l'on trouve proposée la méthode de Priessnitz tout entière, c'est-à-dire les bains froids, une nourriture froide , beaucoup d'exercice à l'air libre , et la modération dans l'usage des boissons spiritueuses et des épices , tous conseils donnés aux personnes attaquées de rhumatismes. Quelques lignes plus haut, l'auteur met en garde contre l'abus des médicamens, et dit sérieusement : De deux malades , dont le premier ne veut point entendre parler de remèdes , et l'autre y recourt à la moindre indisposition , le plus sage est le premier , car la nature , dans la plupart des maladies , sait se secourir elle-même , sans avoir besoin de ces vives influences qui viennent du dehors, pourvu qu'on lui laisse le temps, et qu'on lui accorde du repos et de l'abandon.

Divers causes engendrent les mauvais sucs. Les principales sont les alimens de mauvaise qualité, l'excès de ceux même qui sont bons, la suppression de la transpiration, le défaut d'exercice, et les affections vives de l'âme, qui réagissent violemment sur le corps, telles que la colère, le chagrin, les soucis, la tristesse. Priessnitz regarde comme alimens insalubres ceux qui sont âcres et échauffans, mêlés avec des épices ; les boissons nuisibles sont : l'alcool, la bière, le café, le thé, le vin et les liqueurs spiritueuses, dont la propriété est d'engendrer de mauvais sucs et de stimuler ; le chocolat aromatisé, les acides, le poivre, les girofles, la moutarde et autres épices tirés des Indes, les viandes et poissons salés sont aussi de mauvais alimens, sévèrement interdits aux personnes qui subissent le traitement. Priessnitz permet volontiers les alimens de difficile digestion, tels que les graisses, les farineux, le cochon même, les viandes d'oie et de canard, dont il recommande aux mauvais estomacs de faire un usage modéré.

Les alimens pris en trop grande quantité, lors même qu'ils peuvent être digérés, forment des sucs trop abondans et trop épais, qui deviennent la source de beaucoup de maladies. Mais le plus souvent ils échappent à la digestion, stationnent dans l'estomac et les intestins, et par leur corruption produisent des accidens graves. Les indigestions sont des causes fréquentes de mort.

Depuis la plus haute antiquité, on croit généralement qu'un homme fait exhale journellement trois livres de sucs superflus. Si, comme on n'en peut douter, d'après les expériences de Sanctorius (1), médecin italien, qui passa vingt ans de sa vie sur le plateau d'une balance, pesant soigneusement chaque jour e ce qu'il introduisait dans son corps, et ce qu en sortait; si, dis-je, cette assertion est une vérité presque géométrique, on conçoit facilement le désordre produit par la suppression

____

(1) *De medicina statica aphorismi*, Paris, 1770, in-12.

d'une fonction si importante, et par la rétention
dans l'organisme d'une si grande quantité de
sucs excrémentitiels. Combien ne connaissons-
nous pas de maladies pour la guérison desquelles il suffit de provoquer la simple transpiration
ou un peu de sueur? Le grand organe de la
peau a, dans l'ordre des fonctions de la vie,
beaucoup plus d'importance qu'on ne le croit.
On a lieu de s'étonner que les personnes mêmes
qui sont convaincues de cette vérité, négligent
d'une manière vraiment inexcusable de donner
à cet organe si essentiel la culture qu'il réclame.
L'étonnement redouble lorsque l'on voit les médecins eux-mêmes y consacrer si peu d'attention. Cela ne viendrait-il pas de ce qu'ils sont
déjà devenus eux-mêmes trop délicats pour
faire servir l'eau froide au maintien de leur
propre santé, ce qui les conduit naturellement
à ne point en imposer le devoir à leurs malades.
Se laver souvent la totalité du corps paraît, en
effet, aujourd'hui une chose impraticable. Mais
on ne se fait point faute de purger et de faire
vomir des familles entières, pratique qui est
certainement bien loin d'être utile.

Les ablutions d'eau froide sont, sans doute,

très-propres à entretenir cette exhalation si nécessaire au maintien de la santé ; mais la boisson d'eau froide contribue non moins puissamment à l'accomplissement de la fonction, en prévenant la stase des sucs, et leur imprimant une circulation régulière. Il n'est pas moins important de mettre le plus souvent possible son corps en contact avec l'air frais , puisque c'est dans l'air que nous puisons le principe de la vie. C'est l'oxigène , entrant dans sa composition, qui entretient l'étincelle de la vie. Moins il y a d'air , moins il y a d'oxigène, et moins aussi il y a de vie. Voilà tout le mystère de notre existence.

L'influence pernicieuse des peines de l'âme et des passions violentes est trop connue pour que j'aie besoin d'en parler ; sans doute il n'est pas toujours possible de les éviter. Cependant on peut maîtriser sa colère , ou du moins éviter les occasions qui la font naître. Du point de vue de la raison, on envisage moins péniblement ses peines. En simplifiant et bornant ses besoins , on atténue et amoindrit ses soucis. Il n'est dans la vie aucune position qu'on ne puisse améliorer.

L'abstinence de l'usage de l'eau est à son tour une source de maladies. Son résultat immédiat est l'épaississement des sucs et la génération d'une acrimonie qui gagne le sang, dégénérescence que la vertu dissolvante de l'eau eût prévenue. C'est une grande et nuisible erreur de croire qu'on puisse la suppléer par le thé, le café et la bière. Les femmes surtout en reçoivent un préjudice considérable. On oublie que l'eau est le premier dissolvant de la nature, qu'elle résout et atténue les humeurs épaisses et âcres, et que, décomposée par les organes digestifs, elle communique à l'organisme une nouvelle vie, en lui offrant l'oxigène qui entre dans sa composition. On veut en vain justifier cette abstinence en alléguant l'absence de la soif et l'impossibilité d'avaler l'eau. Vain subterfuge, fausse délicatesse ! Quelle que soit la répugnance, on peut essayer, et boire au moins une petite quantité, le matin surtout, avant le déjeuner. En y mettant cette gradation, on finit par s'y accoutumer et s'en bien trouver, dût-on éprouver d'abord l'espèce de malaise causé par la solution des phlegmes que renferme l'estomac.

Quelque incomplètes que soient les règles ci-dessus exposées, je n'en suis pas moins convaincu que leur observation suffit pour prévenir un grand nombre de maladies (1).

J'en ai déjà assez dit pour pouvoir avancer que la plupart des maladies sont du ressort de la méthode curative de Priessnitz, qu'elle peut guérir la plupart d'entre elles, et procurer du soulagement dans celles qui sont incurables. Incurable! idée terrible et malheureusement trop vraie! il y a incurabilité, lorsque le mal a trop vieilli, qu'il a profondément altéré des organes nobles, et que la force vitale n'est plus en proportion avec sa gravité. Ici, la méthode de Priessnitz est impuissante, comme tout autre méthode, quelque médicale qu'elle puisse être. Voyez dans l'un et dans l'autre traitement la nature luttant imparfaitement contre un mal qui lui résiste et s'envenime de tous les efforts qu'on lui oppose. C'est l'histoire des malades que le mercure a désorganisés. C'est aussi le cas de ceux que l'ulcération des poumons a précipités

---

(1) Voyez, pour plus de détails, l'ouvrage de M. le docteur Ch. Londe, *Nouveaux élémens d'hygiène.* Paris, 1838, 2 vol. in-8.

dans la phthisie , à laquelle Priessnitz ne peut pas plus remédier que la médecine. Il porte le même jugemeut sur l'épilepsie qui a poussé de profondes racines.

On aurait donc tort d'attendre de l'hydrosudopathie des effets surnaturels, mais elle a plus de puissance que la plupart des hommes ne le croient. Il faut surtout se garder de croire que l'eau puisse , en quelques jours , expulser du corps un ennemi qui y séjourne depuis longues années. C'est à fortifier l'organisme , à relever les forces vitales abattues, à favoriser la transpiration et la préparation des bons sucs, qu'est propre l'hydrosudopathie. Son action est lente, mais d'autant plus assurée. Ce qui fait qu'on a tant de peine à comprendre la vertu curative de l'eau , c'est qu'on s'imagine qu'un remède doit expulser du corps une maladie , comme on évince un locataire qui ne paie pas son terme. Les remèdes n'ont d'autre puissance que celle de détourner la force vitale des organes nobles vers ceux qui le sont moins , et d'entraîner avec elle les humeurs nuisibles. La force vitale n'est point au pouvoir du médecin. Nul mortel n'en peut donner un atôme , et s'il est un moyen de l'augmenter , ce n'est certes pas dans les médicamens qu'on doit le chercher. Il se rattache bien plus sûrement aux choses que la nature ne nous vend point à prix d'argent, l'air , l'eau , le mouvement et le régime.

Puisque, dans tout traitement, il ne s'agit que de résoudre les humeurs épaisses et âcres , de les éloigner des organes nobles pour les attirer vers ceux qui le sont moins , et d'en opérer l'excrétion, aucun autre moyen n'est comparable à l'eau sous ce rapport. Elle remplit le but, et par son activité dissolvante à l'intérieur , et par son influence sur la peau , qu'elle stimule , où elle appelle les matières morbifiques contenues dans l'organisme. C'est ainsi que les organes s'en trouvent délivrés , spécialement les voies de la digestion , qui le plus souvent en sont le siége, et qui, par cette délivrance, recouvrent la faculté de préparer des sucs de bonne qualité. L'eau a de plus la propriété d'exciter l'appétit, sans affaiblir le corps par une abstinence trop sévère d'une nourriture restaurante , abstinence qu'impose toujours la médecine et qui ruine les forces.

Un principe fondamental de Priessnitz est d'entretenir, autant que possible, le corps dans un état de vigueur. Aussi, ne défend-il jamais de satisfaire son appétit, laissant à la nature le soin d'indiquer au malade la mesure de ses alimens. Elle trompe rarement, en effet, cette bonne nature. Il n'y a d'exception que pour ceux dont la sensualité ne connaît point de bornes, et qui confondent la gourmandise avec l'appétit. Abandonnant ainsi le cours entier de la guérison à la nature, Priessnitz met tous ses soins à ne point la troubler dans son travail : il se contente de tenir dans un parfait accord la force vitale et les mauvais sucs ébranlés et mis en mouvement, accord qu'il obtient par le plus ou le moins d'activité de la cure dont il est le maître. La connaissance de cet équilibre suppose un coup d'œil sûr, une expérience consommée, réunies à la parfaite connaissance des moyens employés pour l'obtenir. La nature est donc ici le pouvoir qui détermine le mode de la guérison. L'infaillibilité est son apanage, qu'aucun médecin, quelle que soit sa science, n'oserait réclamer. Tout l'objet de la cure étant d'éloigner la matière morbifique des parties souffrantes, et de l'attirer à la peau, la nature confirme, dans la plupart des cas, la sagesse de cette vue, en se déchargeant les mauvais sucs sur les extrémités inférieures, qui se couvrent souvent d'un grand nombre de furoncles et d'abcès. Quel que soit le déplaisir attaché à ces crises, elles sont exemptes de tout danger. Disons plus, elles sont reçues et supportées avec d'autant plus de satisfaction, qu'on voit en elles les avant-coureurs d'une guérison radicale.

Chez certains malades, l'humeur morbifique semble ne pas exister. Ce cas a lieu pour beaucoup d'affections du système nerveux. Il ne s'agit alors que de redonner du ton à la fibre et de rendre à la peau son énergie. Ces sortes de malades n'éprouvent point, ou très-peu, la crise des abcès. L'absence de la crise est également remarquable chez les personnes dont la force vitale est trop ruinée pour pouvoir aboutir à la peau. Ces sujets si affaiblis doivent s'attendre à un traitement très-long, et le plus souvent renoncer à l'espoir de la guérison. Mais, en leur refusant le bonheur de guérir, la méthode de Priessnitz leur offre un palliatif, qui consiste à suer légèrement, à se baigner avec modération , à ne boire que de l'eau fraîche , à s'abstenir des alimens âcres, gras et acides.

L'expérience a mis hors de doute, que la sueur entraîne hors du corps une grande quantité de sucs hétérogènes. Elle démontre également qu'avec ces mauvais sucs il s'en échappe beaucoup qui sont sains et demandent à être réparés. Cette perte est la véritable source de l'immense appétit éprouvé par les malades de Graefenberg, auquel d'ailleurs contribuent puissamment aussi l'usage de l'eau froide, la température froide des alimens et l'exercice constant en plein air. L'échange continuel des sucs ne peut que contribuer à éloigner la maladie ; il amène nécessairement la régénération de l'organisme entier, que partout les malades remarquent après qu'ils ont achevé le traitement.

Pour bien comprendre l'attraction de l'humeur morbifique à la peau, il faut se représenter l'irritation dont cet organe est frappé par le procédé sudorifique qui précède le bain, et si le passage immédiat du corps ruisselant de sueur dans un bain froid n'est jamais nuisible, on doit l'attribuer au calme qui règne dans l'organisme dont aucun mouvement violent, aucun remède actif n'a provoqué la sueur. Tous les jours, on voit à Graefenberg des femmes délicates, des enfans même, soumis à la méthode, offrir la preuve de l'innocuité de cette pratique. Le traitement, avons nous dit, se compose spécialement du régime, de la sueur, et de l'emploi intérieur et extérieur de l'eau froide.

CHAPITRE III.

DU RÉGIME HYDROSUDOPATHIQUE.

J'ai déjà indiqué les alimens, boissons et assaisonnemens que Priestnitz exclut du régime de ses malades. Leurs propriétés stimumulantes ne peuvent, en effet, que nuire à des corps que le traitement tient dans un état continuel d'excitation.

La nourriture accordée par Priessnitz à ses malades est en grande partie servie froide. Convaincu que les alimens chauds affaiblissent les organes de la digestion, il interdit même la soupe aux personnes dont l'estomac fonctionne mal.

L'eau froide est la seule boisson pendant le repas. On ne voit pas sur quoi se fondent ceux qui défendent d'en boire en mangeant, lrsque chacun se trouve bien de cet usage, et que la nature en montre le désir. Remarquez d'ailleurs que la prescription porte sur l'eau seulement, car on a bien soin que le vin qu'on lui substitue, soit très-froid pour flatter davantage le palais.

Veut-on s'assurer que l'eau froide et les alimens froids ne sont jamais nuisibles, qu'on vienne à Graefenberg, et l'on y verra tous les habitans, les enfans surtout, n'étancher leur soif qu'avec de l'eau très-fraîche, sans qu'il en résulte jamais d'accidens. L'on y verra la société beaucoup plus gaie que partout ailleurs, des malades qui digèrent à merveille, et qui n'éprouvent jamais la moindre envie de dormir après le repas. Cette pratique de boire beaucoup d'eau fraîche en mangeant est spécialement utile chez les personnes sujettes aux congestions de sang vers la tête.

Faut-il dormir, ou se promener après le repas? Cette question est encore en litige. Priessnitz conseille un léger mouvement à l'ombre pendant la grande chaleur, et le bien-être de ceux qui suivent ce conseil prouve en faveur de son opinion.

Les épices venues des Indes, tels que le poivre, le girofle, la cannelle, et autres de même nature, ne peuvent que nuire à la plus forte santé, à raison de leurs propriétés stimulantes : aussi sont-elles interdites pendant le traitement. La nature en a fait présent aux Indiens, dont le ciel brûlant énerve le corps et fait naître le besoin de substances stimulantes. Dans nos climats, au contraire, où l'air est plus comprimé, par conséquent plus riche en oxigène, ce qui prédispose aux maladies inflammatoires, les choses stimulantes, telles que le vin et les épices, ne peuvent que nuire en ajoutant à cette prédisposition. Usons, dit Priessnitz, des assaisonnemens que la nature nous présente, et laissons aux étrangers les leurs. La nature a pourvu à tous nos besoins, et nos végétaux, soumis aux mêmes influences que nous, doivent par cela seul nous convenir mieux : aussi permet-il l'usage modéré du cumin, du fenouil, etc. On voit sur sa table le raifort associé au bœuf; il accorde même la moutarde aux personnes qui ne connaissent ni les dartres ni la goutte. Bien qu'on serve chez lui des concombres confits au vinaigre et de la salade, peu de personnes y touchent, celles surtout dont les humeurs sont acrimonieuses. Si ces substances n'ont point à Graefenberg d'influence nuisible sur la santé, il faut l'attribuer aux sueurs abondantes, à la fréquence des bains', au défaut de travail, à l'absence des soucis, et à la grande quantité d'eau qu'on boit.

Les mets que l'on voit le plus communément sur la table de Priessnitz sont : la soupe grasse, du bouilli accompagné de raifort ou de quelque sauce, du veau, du mouton, du porc, du chevreuil, des canards et des poules, à côté desquels se trouvent des pruneaux et des pommes de terre : viennent ensuite les divers gruaux', les farineux de toute espèce et quelques légumes, toujours en moindre abondance que les viandes : il est rare d'y voir du poisson et du gibier à plumes. Du beurre, du lait et du pain composent le déjeuner et le souper. Pour manger du pain blanc, il faut l'acheter. Nulle part le lait et le beurre ne sont de meilleure qualité. En hiver, on ajoute au souper quelques pommes deterre; mais bie n peu de personnes y touchent : on a trouvé qu'elles troublent la digestion et le sommeil. Si l'on fait quelque excès à Graefenberg, c'est dans le manger. J'en avertis, sans vouloir inspirer aucune crainte à cet égard. La remarque s'adresse surtout aux hypocondriaques, auxquels si souvent il arrive de manger

aujourd'hui trop peu et le lendemain beaucoup
trop : ces malades feront bien de boire beaucoup d'eau en mangeant, la place qu'elle occupe en laissera moins aux alimens. Les viandes
et poissons salés engendrent trop d'acrimonie
pour entrer dans le régime de Priessnitz. Le
fromage est frappé aussi d'interdiction. En général on doit, chez lui, s'imposer la loi d'une
nourriture simple, mais fortifiante : c'est celle
dont le corps s'accommode mieux, les mets
recherchés et les friandises invitant toujours à
manger trop.

L'exercice en plein air ne pouvant que contribuer au succès du traitement, on doit se
faire une règle de se promener au moins deux
fois par jour, et pendant une heure. Quand le
temps est mauvais, on supplée à l'exercice par
quelque travail que l'on s'impose, comme de
scier ou de fendre du bois. Sans l'exercice, la
méthode de Graefenberg serait un vrai tourment. L'exercice, par la chaleur qu'il développe, remplace celle que fait perdre la quantité d'eau froide que l'on boit. Il ne faut jamais
chercher à réparer cette perte de chaleur en
s'approchant du feu : ce serait agir en sens
inverse de l'esprit du traitement. Il faut égale-

ment éviter de passer brusquement du froid au chaud, surtout après le bain ou la douche. Les vêtemens ne doivent pas non plus être trop chauds; car alors ils seraient aussi nuisibles que la chaleur des poêles, en gênant le mouvement et la circulation des humeurs : la laine, portée sur la peau, ne pourrait que nuire : huit jours de traitement suffisent pour qu'on puisse la quitter sans danger. J'ai vu des personnes qui n'avaient jamais approché l'eau froide de leur corps, et qui portaient depuis longues années de la flanelle sur la peau, la quitter après avoir sué et pris des bains froids cinq ou six fois, aller à la douche, et en revenir vêtues avec une simple chemise de toile, et n'éprouver de là aucune espèce de malaise. La chemise de toile suffit à quiconque se lave chaque jour avec de l'eau froide : elle n'irrite ni n'affaiblit la peau : il en est de même des lits, qui ne doivent point être trop chauds : un sommier de crin et une couverture ouatée les composent. Il ne faut pas oublier d'introduire chaque jour de l'air frais dans la chambre, en ouvrant les fenêtres. Les personnes sujettes aux congestions du sang vers la tête ne sauraient dormir dans une chambre trop froide.

CHAPITRE IV.

LA SUEUR.

Cette partie du traitement est fort désagréable ; néanmoins on s'y habitue promptement. La position gênée qu'il faut garder, et l'irritation qui l'accompagne, semblent insupportables. Mais dès que la sueur a percé la peau, on éprouve un soulagement délicieux, qu'augmente encore l'air venant de la fenêtre ouverte et l'eau froide qu'on boit.

Le principal avantage de ce procédé, dont l'invention appartient à Priessnitz, est de ne point stimuler le système sanguin à la manière des autres moyens sudorifiques. Il laisse en parfaite tranquillité les organes de la respiration, que les bains de vapeurs excitent à l'extrême : la légère irritation qu'ils peuvent recevoir est calmée par la fraîcheur de l'air, tandis que le système sanguin est rafraîchi par l'eau froide dont on boit un verre de quart en quart d'heure. Ainsi se trouve prévenue toute congestion du sang vers la poitrine et la tête.

La réunion de tant d'avantages donne à ce procédé sudorifique une telle efficacité et une telle innocuité, qu'il peut être mis en pratique journellement, et pendant l'espace de plusieurs mois, sans jamais affaiblir : privilége qui explique la possibilité de guérir, avec son secours, les maladies les plus invétérées. Il faut avoir été témoin de son application aux cas les plus divers pour concevoir le rôle important qu'il joue dans le traitement usité à Graefenberg. Division, atténuation des humeurs morbifiques, appel de ces sucs à la peau qu'il stimule assez pour les y attirer, et dont le bain froid, qui suit immédiatement après, soutient le ton, augmente l'énergie, favorise la circulation, enfin soulèvement de toutes les stases humorales ; tels sont les effets qui en découlent, et qui frappent tous les observateurs. Bien compris, il détermine d'une manière positive la sphère des maladies qu'embrasse la méthode curative de Priessnitz :

toutes les affections causées et entretenues par
de mauvais sucs sont de son ressort.

On procède à l'excitation de la sueur de la
manière suivante :

Le malade est enfermé nu dans une épaisse
couverture de laine, les jambes étendues et
les bras appliqués le long du corps. C'est un
véritable maillot, qui l'embrasse et l'enveloppe
hermétiquement. Pour que la chaleur qui doit
se développer ne puisse s'échapper par aucune
issue, il faut soigneusement relever la couverture par dessus les pieds ; on y comprend aussi
la tête, à l'exception de la face, et on ne la
laisse entièrement libre qu'aux personnes qui
sont sujettes aux congestions du sang vers cette
partie du corps. La couverture étant ainsi rou-
lée autour du malade, on la fixe avec des ban-
des placées d'avance sous lui. C'est de cette
position que j'ai dit qu'elle est insupportable.
On conçoit ce que fait éprouver de malaise une
telle concentration de chaleur autour de soi :
cependant, c'est elle qui détermine la sueur
sans le secours d'aucun remède interne. Le séjour dans ce maillot est plus ou moins long
suivant que le sujet a plus ou moins de facilité

pour suer. Je ne dois pas oublier de dire qu'avant d'emmailloter le malade, on lui place un urinoir entre les cuisses, et que, s'il porte quelqu'affection locale , on applique sur la partie souffrante un linge imbibé d'eau froide , auquel est fixé un cordon qui permette de le retirer et de le replacer sans dérouler la couverture.

Ainsi empaqueté, le malade est libre de veiller ou de dormir, jusqu'à ce que la sueur éclate, ce qui arrive rarement avant une heure, et souvent plus tard. Le moyen de la déterminer plus promptement est de faire tout le mouvement que permet la position gênée dans laquelle on se trouve. Ainsi on se frotte le corps en glissant ses mains le long du tronc et les jambes l'une contre l'autre. Ce petit exercice accélère l'arrivée de la transpiration , toujours plus hâtive en été qu'en hiver.

Dès que la sueur commence à sortir, on ouvre la fenêtre , et on fait boire, tous les quarts d'heure ou toutes les demi-heures, un verre d'eau froide. C'est alors que l'on voit la sueur percer le lit, et couler même sur le plancher. On en recueille quelquefois plusieurs livres dans des vases placés à cet effet sous la couchette.

Lorsque, pendant la sueur, la tête s'échauffe, malgré l'abondante boisson d'eau froide, ce symptôme indique qu'il est temps de quitter le maillot. Cependant, si l'on croit nécessaire de faire suer plus long-temps encore, on rafraîchit la tête avec des linges trempés dans l'eau froide, ce qui réussit toujours. Il est sage de ne pas porter les choses trop loin quand on se traite ailleurs qu'à Graefenberg, où l'on trouve des conseils et des secours qui manquent ailleurs. Il ne faut pas non plus s'effrayer à l'apparition d'un peu de chaleur, de quelques symptômes incommodes, qu'un verre d'eau, du repos et de la patience font disparaître. La durée de la sueur ne peut être déterminée. Elle varie suivant les individualités. Elle n'est jamais de moins d'une heure, et jamais non plus ne dure au-delà de trois à quatre. Il est des malades qui suent deux fois par jour, d'abord à quatre heures du matin, puis à la même heure après dîner.

On serait tenté de croire que des sueurs si abondantes et si fréquemment renouvelées affaiblissent et font maigrir. Le contraire est démontré à Graefenberg, où l'on voit des personnes qui perdent jusqu'à plusieurs livres de sueur, conserver leur embonpoint et leurs forces.

Quelques malades, pour tromper l'ennui, et comme l'on dit, pour tuer le temps, ont imaginé de lire, en établissant sur leur lit un pupitre porteur d'un livre dont ils tournent les feuilles avec une plume placée dans leur bouche. L'idée n'est pas heureuse : l'attention qu'exige la lecture appelle le sang vers la tête et peut y produire des congestions.

Dès qu'on veut cesser de suer, on se fait démailloter, et, s'enveloppant de sa couverture ou d'un manteau, on se rend au bain placé à quelque distance. Pendant ce trajet, il faut soigneusement abriter de l'air froid le corps ruisselant de sueur. Arrivé au bain, on se mouille d'abord la tête et la poitrine, puis on se jette dans l'eau.

La méthode curative de Priessnitz est diamétralement en opposition avec la théorie qui défend d'exposer un corps échauffé et couvert de sueur à l'impression du froid. Cependant les deux théories sont également fondées. Les mé-

decins ont raison de prémunir contre l'influence
du froid un corps échauffé par le mouvement,
ou stimulé par des sudorifiques; car une grande
maladie, la mort même pourraient être le prix
de cette imprudence. A Graefenberg, les organes de la circulation et de la respiration n'ont
reçu aucune impulsion ni par le mouvement ni
par des remèdes; ils sont dans un repos parfait.
De plus, ce n'est point avec un froid sec, c'est-
à-dire avec l'air froid, qu'on met la peau en
contact. Autre est l'action de l'eau froide sur
le corps en état de transpiration. Elle exerce sur
la peau une irritation que l'on ne peut attendre
de l'air auquel nous sommes constamment expo.
sés. Cette espèce d'irritation détermine la réaction productrice de chaleur, qui ne se développe
point dans un milieu sec et froid. Quelle autre
cause pourrait-on assigner à la vive rougeur
que la peau présente, après chaque bain, chez
tous les individus pourvus d'assez de force
vitale pour produire une réaction si énergique.
Cette rougeur, qui succède au bain, ainsi qu'à
la douche, est, pour le médecin comme pour
le malade, une véritable pierre de touche; elle
donne au premier l'assurance que la force vitale

peut lutter contre la maladie, au second l'espoir fondé de guérir. Suivant le plus ou moins d'activité que montre la peau après le bain, on conjecture quelle pourra être la durée du traitement, et quelles sont les chances de succès.

La sueur qui précède le bain n'a pas seulement pour but de faire une forte impression sur la peau et d'y attirer les matières morbifiques; elle contribue encore à engendrer une chaleur plus intense dans l'organisme, développement que le mouvement et la température élevée de l'appartement ne pourraient opérer sans préjudice. Cette chaleur accrue joue un grand rôle dans le bain même. C'est à elle que le corps doit la faculté de soutenir plus longtemps l'impression de l'eau froide, impression qui accélère d'autant plus la cure, qu'elle est plus prolongée. On remarque aussi que les humeurs morbifiques se dirigent vers la peau d'autant plus sûrement que l'action du froid extérieur et la réaction de l'organisme sont plus durables. Mais ce surplus de chaleur interne ne doit point être dépassé, sous peine d'en éprouver un préjudice notable, c'est-à-dire la roideur et la congélation. Le professeur OErtel a eu la franchise d'avouer qu'il avait eu à se repentir d'avoir tenu ses malades des heures entières dans le bain.

Lorsqu'on se fait démaillotter pour se rendre au bain, il n'est nécessaire de boire un verre d'eau qu'autant qu'on se sent fort échauffé. De même aussi on n'a besoin de se mouiller la tête et la poitrine avant d'entrer dans le bain, que lorsqu'on est à quelque distance de la baignoire, seul cas où l'impression de l'air aurait le temps de fermer les pores, ce dont il pourrait résulter des accidens.

Les sueurs nocturnes spontanées, sueurs affaiblissantes, comme on les nomme à Graefenberg, ne doivent être ni favorisées ni entretenues. On les prévient en se couvrant très-légèrement, et on les supprime en se lavant le soir avec de l'eau fraîche. Ces sueurs ne peuvent point remplacer celles du maillot, et elles ont l'inconvénient de troubler le sommeil.

Il devient quelquefois nécessaire, lorsque la peau est frappée d'atonie, d'envelopper le malade d'un linge mouillé, afin de redonner du ton à cet organe avant de commencer l'emmaillotement.

CHAPITRE V.

EMPLOI EXTÉRIEUR DE L'EAU.

L'eau s'emploie à l'extérieur de diverses manières. Les bains sont ou entiers ou partiels. Ces derniers se divisent en demi-bains, bains de siége et bains de pieds. Les plus restreints sont ceux qui n'atteignent que la partie souffrante ; viennent ensuite les applications de linges mouillés, puis la douche et les lavages.

Les bains entiers se prennent dans un bassin qui a vingt à trente pieds de contour et assez de profondeur pour qu'un homme de taille ordinaire s'y plonge jusqu'au cou. L'eau y est constamment renouvelée, et s'échappe de même par une ouverture pratiquée à peu de distance des bords, en sorte que les impuretés que peuvent y apporter les baigneurs, surnageant toujours, n'y font aucun séjour. De plus, deux fois par jour, le bassin est vidé et balayé, afin d'en expulser tout ce qui a pu se précipiter. On voit que toutes les précautions ont été prises pour que les malades soient en contact avec de l'eau toujours pure. Il en est de même de l'eau destinée à être bue. On la boit au moment où elle sort de la source, pour ne rien perdre de ses qualités, dont la principale est de contenir du gaz acide carbonique, qui se fait reconnaître aux perles qu'il forme dans le verre.

La meilleure eau, tant pour le bain que pour la boisson, est une eau pure de toutes substances étrangères, abritée de la chaleur solaire, que des tuyaux bien couverts amènent au bassin et au réservoir où on la puise. Dans les lieux qui sont privés d'une telle source, on se sert de l'eau la plus claire et la plus légère, contenant le moins de sélénite, dont on reconnaît la présence à la rougeur que contractent les chairs qu'on y fait cuire. L'eau de rivière a le défaut d'être trop peu froide, et de ne pas contenir d'air fixe. A défaut d'autre, il faut pourtant bien s'en servir, mais aux heures du jour où le soleil ne l'a point encore frappée. Les

bains de rivière sont très-avantageux aux personnes saines ; il faut seulement avoir attention
d'y rester peu de temps, et de les faire suivre
de beaucoup d'exercice.

Je crois avoir démontré que l'immersion du
corps couvert de sueur dans l'eau froide est
exempte de tout danger, pourvu que les organes de la respiration soient en repos. Mais on
courrait risque d'un refroidissement, si, arrivé
au bain de rivière, on se laissait trop sécher
et rafraîchir avant d'entrer dans l'eau, ce qui
n'arrive que trop souvent. Dans ce dernier cas,
on soustrait au corps une chaleur dont il a besoin pour opérer la réaction, et on perd ainsi
tout le fruit du bain. Donc, si l'on a un certain
espace à parcourir pour arriver au bain, il est
bon de se reposer un peu et de tranquilliser les
poumons, après quoi l'on se déshabille promptement, et l'on se jette dans l'eau, la tête la première, après l'avoir préalablement mouillée,
ainsi que la poitrine, afin de prévenir les congestions du sang vers ces régions. La précaution
est de rigueur à Graefenberg, où l'on entre tout
suant dans l'eau. Pendant la durée du bain, on
doit y plonger quelquefois la tête.

Il est également utile de faire du mouvement dans le bain, soit en nageant, soit en se frottant avec les mains le corps entier et spécialement les parties souffrantes. La peau se trouve ainsi stimulée, et la sensation du froid adoucie. Les personnes à poitrine faible mettront beaucoup de modération dans cet exercice ; elles auront soin de n'entrer dans le bain que par gradation, et de n'y point séjourner trop long-temps. On proportionne la durée du bain au degré du froid de l'eau, et à celui de la chaleur vitale du baigneur. Rien de général ne peut être fixé à cet égard. A Graefenberg, où la température de l'eau est de 5 à 8 degrés, personne ne reste dans le bain plus de 6 à 8 minutes. C'est le *maximum* de la durée. Le *minimum* est de 2 à 8 minutes, appliqué au plus grand nombre des malades. Priessnitz conseille d'éviter soigneusement, non le premier sentiment de froid qu'on éprouve en entrant, mais le second, qui est une espèce de fièvre, et de sortir avant de l'avoir ressenti. On évite ainsi une réaction trop vive, provoquée par une trop grande soustraction de chaleur. Cette précaution est indispensable à l'époque de la cure marquée par les fièvres et les éruptions, époque où une réaction outre mesure, produite par un usage immodéré du bain et de la douche, condamnerait le malade à garder le lit pendant quelques jours, sans que la guérison en fût accélérée.

Les personnes qui entreprennent de se traiter par l'eau chez elles, doivent observer à la lettre les règles qui viennent d'être énoncées ; car elles n'auraient personne qui pût remédier aux suites d'une transgression. La médecine elle-même leur serait plus nuisible qu'utile, ce que je sais par expérience. Il n'est qu'une seule chose dont on puisse à peu près impunément abuser, c'est l'eau en boisson. Encore, est-il bon de garder à cet égard de la mesure.

Bien qu'à Graefenberg les baignoires soient placées dans des chambres qu'on ne chauffe pas, ce n'est point mal agir que de se baigner dans des chambres légèrement chauffées, surtout si la baignoire ne contient point assez d'eau pour couvrir la totalité du corps. La température de la salle de bain doit être de quelques degrés supérieure à celle de l'eau, car un air trop froid ne pourrait qu'être pernicieux au corps qui s'en trouverait entouré.

Au sortir du bain, on se couvre d'un drap de lit, par dessus lequel on met un manteau, et l'on se rend chez soit, où l'on se sèche et se frotte le corps entier, puis on s'habille promptement, et l'on se rend à la promenade, pour se réchauffer. Il faut bien se garder de rechercher la chaleur des poèles et celle du lit, ce serait agir en sens contraire de l'esprit du traitement. Il n'est point nécessaire de boire de l'eau immédiatement après le bain, mais on n'oubliera pas de le faire en se promenant.

Lorsque l'irritation monte à un haut degré pendant la cure, on doit suspendre les bains, qui l'augmenteraient, et se contenter des ablutions générales et des bains de siége. On suspend aussi les sueurs, que l'on remplace en enveloppant le corps dans un drap de lit mouillé, dont l'application répétée fait cesser l'irritation fébrile, de concert avec les bains de siége.

§ 1er. *Les demi-bains.*

Le demi-bain n'est employé que dans les cas

où le bain entier serait au dessus des forces du malade, qui pourtant a besoin d'être baigné plus long-temps, pour mettre en mouvement les humeurs morbifiques. Il est, en effet, moins actif que le bain entier, mais tout aussi exempt de danger que lui. On l'administre aux personnes nouvellement arrivées, afin de les familiariser avec les bains entiers. Cet apprentissage dure ordinairement une semaine. On élève à 12 degrés la température des demi-bains, jamais plus.

Les demi-bains se prennent dans des baignoires d'un assez grande capacité, qui ne contiennent que six pouces d'eau. Lorsque déjà l'on veut leur faire jouer le rôle de bains entiers, le malade reçoit sur le corps un seau d'eau froide, arrosement qu'on répète plusieurs fois pendant la durée du bain, avec l'eau même que contient la baignoire.

Quand le demi-bain est employé à titre de moyen excitant, on couvre toute la partie supérieure du corps, et l'on ferme hermétiquement la baignoire, de sorte que la tête seule soit à découvert. Il est des circonstances où le malade y passe une ou deux heures. On a même vu Pressnitz ordonner juqu'à cinq heures de séjour, et répéter plusieurs jours de suite cette pratique, dans le dessein de provoquer de l'irritation et de faire naître la fièvre. L'an dernier, un médecin atteint d'une goutte atonique, fut soumis à ce traitement, qui lui rendit une santé parfaite. J'ai vu moi-même plusieurs malades rester des heures entières dans ces demi-bains ainsi fermés, et les continuer chaque jour jusqu'à la provocation d'une fièvre, qui soulevait les matières morbifiques et leur ouvrait une route vers la peau, sous forme d'abcès assez volumineux pour fournir quelques verres de pus. On comprend facilement qu'à l'apparition de ces crises les bains étaient suspendus jusqu'à l'élimination des humeurs nuisibles, dont l'organisme recevait un amendement palpable.

Je ne conseille pas aux personnes qui se traitent dans leur domicile de risquer ce procédé sans la direction d'un médecin bien familiarisé avec la méthode de Priessnitz. Les demi-bains sont à leur véritable place, pris immédiatement après la sueur, et accompagnés, comme on l'a dit plus haut, des aspersions générales avec de l'eau froide. Trempé encore de sueur, on doit se rendre lestement à la baignoire, se débarrasser de la couverture, entrer dans le bain, sans se mouiller la tête ni la poitrine, et se faire verser un second seau d'eau sur la tête, que l'on frotte vivement, ainsi que la figure. De là on passe à toutes les parties du corps, que l'on traite de la même manière. Après dix minutes de cette manœuvre, on quitte le bain, on se sèche, s'habille et se livre à l'exercice.

Priessnitz se sert du demi-bain comme d'un moyen révulsif. Entre ses mains, il devient un calmant précieux, lorsque la goutte attaque les régions supérieures du corps. Il est surtout efficace dans les douleurs arthritiques de la tête, ainsi que je l'ai éprouvé moi-même. Le malade demeure dans le bain jusqu'à ce que la masse du sang soit rafraîchie et les douleurs calmées. L'inflammation du cerveau et de la poitrine ne résiste pas à l'emploi de ce moyen; on y joint l'application des compresses mouillées sur la partie souffrante. J'en offrirai plus bas un exemple.

§ II. *Les bains de siége.*

Ils se prennent dans un bassin de bois d'une largeur de deux pieds, d'une hauteur égale, porté sur trois pieds, dont l'un en avant, les deux autres en arrière, avec un fond solide, pour supporter le poids du corps. Ce bassin est échancré sur le devant, afin de ne point blesser les jarrets ; il a un petit dossier pour appuyer le dos, et deux ouvertures sur les côtés, pour la facilité du transport.

On y verse assez d'eau pour que le malade, en s'y asseyant, la sente monter jusqu'à deux travers de doigt au dessous du nombril. Le reste du corps doit être bien couvert. Pendant toute la durée du bain, on frotte avec les mains les parties qui plongent dans l'eau, afin de stimuler la peau. Cette friction permanente, jointe à l'action du bain, aide au développement des flatuosités, ainsi qu'à donner du mouvement aux humeurs qui sont en stase dans la bas-ventre. A Graefenberg, on boit de temps à autre un verre d'eau pendant la durée du bain. Le temps qu'on doit y rester se règle sur l'indica-

tion à remplir. N'a-t-on que l'intention de fortifier les parties exposées à l'action de l'eau,
comme dans la faiblesse des organes de la génération, les pollutions, l'impuissance, les
flueurs blanches, le malade n'y doit rester que
peu de temps, dix minutes environ, et le répéter fréquemment. Veut-on produire un effet révulsif, c'est-à-dire détourner le sang
des régions où il s'accumule, comme dans les
inflammations de la tête, de la poitrine et dans
les fièvres, ou bien influencer vivement les parties souffrantes dans les affections chroniques
du bas-ventre, par exemple, les obstructions
du foie et de la rate, la diarrhé chronique,
les hémorrhoïdes invétérées, on laisse le malade dans le bain pendant une heure entière.
L'afflux du sang vers la tête devenue chronique
demande qu'on y fasse un séjour de deux heures, répété chaque jour. La durée de celui qui
est administré dans les maladies aiguës est
subordonnée au degré de leur violence. Dans
l'inflammation du cerveau, dans celle de la poitrine, et dans les fièvres nerveuses, ce moyen
est alterné avec le drap mouillé dont on enveloppe le malade, ainsi que je le dirai lorsque

j'exposerai le traitement de ces diverses maladies.

Les bains de siége ont une influence bien remarquable, spécialement sur le bas-ventre. Au chapitre du choléra, je citerai un cas de cette maladie où ils ont guéri miraculeusement. Ils provoquent l'expulsions des vents, ouvrent les hémorrhoïdes borgnes, et effacent celles qui ne font que de naître ; aidés de la sueur, ils calment les ardeurs de la fièvre, en concurrence avec les draps mouillés. Je me réserve de rapporter plus loin un cas de fièvre nerveuse, accompagnée de délire, où le malade fut rétabli en deux jours par le bain de siége, alterné avec l'enveloppement dans le drap mouillé.

L'époque de la journée où l'on prend le bain de siége, à Graefenberg, est le soir, deux heures après le dîner. Il serait peut-être mieux placé avant le repas, mais la journée est presque entièrement occupée par la sueur, les bains et la douche. Le bain de siége remplace cette dernière quand le mauvais temps empêche de s'y rendre, et alors on le prend avant midi. Dans quelques cas, il succède immédiatement à la sueur lorsque le malade est fortement irrité. On le fait alors précéder d'une ablution générale, qui procure beaucoup de tranquillité. Au sortir du bain, on fait beaucoup de mouvemens, afin de dissiper le sentiment de froid qu'il laisse après lui.

On fera très-bien de ne point prendre le bain de siége avant de se coucher, si l'on veut bien dormir, et n'être point exposé aux pollutions que pourrait causer la réaction sur les organes génitaux. Ce conseil s'adresse surtout aux personnes qui y sont sujettes. Cependant le bain de siége est efficace contre l'insomnie si, avant de se mettre au lit, on a pris assez d'exercice pour réchauffer les parties qui ont été refroidies. Les ablutions ont également la propriété de dissiper l'insomnie.

Il n'est point indifférent que le vase dans lequel on prend le bain de siége ait plus ou moins de capacité. Il doit ne pas contenir trop d'eau, surtout lorsque l'on ne demande au bain qu'une action fortifiante, qui n'exige que dix minutes. Lorsque, au contraire, on en veut obtenir un effet révulsif, le malade devant y demeurer jusqu'à ce que l'eau soit échauffée, il serait exposé à y rester trop long-temps si la

quantité d'eau était trop grande ; car la réaction est d'autant plus assurée que l'eau s'é-
chauffe plus promptement, ce qui n'arriverait
que très-tard si le vase avait trop de capacité.
Il est peut-être nécessaire, pour l'intelligence
du mot réaction, de dire que ce mouvement de
la nature n'est que le report des sucs, repoussés
par le froid, vers les mêmes parties qu'il a
frappées, mouvement qui s'établit sur la fin du
bain, lorsque l'eau a contracté un certain dé-
gré de chaleur.

Lorsque la sueur n'a point précédé le bain de
siége, il faut ne le prendre qu'après avoir fait
un peu d'exercice, et ne jamais y entrer quand
on éprouve un sentiment de froid, ou qu'on est
trop échauffé. L'exercice au sortir du bain doit
être pris au grand air, et la tête découverte, si
l'on éprouve des congestions de sang dans cette
région. Chez les personnes qui y sont sujettes,
on applique sur la tête des compresses imbibées d'eau fraîche, lorsqu'elles sont dans le
bain, qu'elles doivent toujours prendre dans
une chambre dont la température soit peu
élevée.

§ III. *Les bains de pieds.*

Les bains de pieds sont employés presque exclusivement comme moyen révulsif contre les douleurs des parties supérieures du corps. Priessnitz les substitue aux bains chauds ordonnés par les médecins. Maux de tête et de dents, quelles qu'en soient les causes, surtout ceux d'un caractère déchirant, les douleurs et inflammations des yeux, l'afflux du sang vers la tête, cèdent presque toujours à l'application de ce moyen. On y joint l'application sur les parties souffrantes de compresses imbibées d'eau froide.

Le vase dans lequel on prend ces bains doit ne contenir de l'eau que jusqu'à la hauteur d'un à trois pouces, suivant l'effet plus ou moins vif que l'on veut opérer. Pour combattre les maux de dents, un pouce d'eau suffit. Je les ai vus céder en une demi-heure. L'entorse demande de l'eau jusqu'à la hauteur des chevilles. On renouvelle le liquide à mesure qu'il s'échauffe. Pendant toute la durée du bain, il est indispensable de se frotter les pieds l'un contre l'autre, pour provoquer une forte réaction. On reste dans l'eau jusqu'à ce qu'elle commence à tiédir, ce qui arrive ordinairement au bout de trois quarts d'heure ou d'une heure. Il faut avoir soin auparavant de prendre assez d'exercice pour échauffer les pieds, et lorsqu'on en sort, en faire suffisamment encore pour y rappeler la chaleur.

Les bains de pieds froids sont le plus sûr moyen de faire cesser la sensibilité des pieds au froid. Les pédiluves chauds ne peuvent qu'affaiblir la peau de cette région du corps, et augmenter sa susceptibilité au refroidissement. Quand on a l'habitude des pédiluves froids, on peut impunément exposer ses jambes au froid et sortir sans double chaussure. C'est une bien mauvaise coutume que de trop se couvrir les pieds : elle les attendrit et les affaiblit au point de ne pouvoir plus supporter une basse température. Lorsqu'ils sont extrêmement froids, ce n'est point devant le feu qu'il faut les réchauffer, mais par l'exercice, qui ne manque pas son effet. Veut-on se convaincre que la réaction provoquée par un pédiluve froid les préserve sûrement du refroidissement, qu'on observe l'état des pieds deux heures après le bain , et on les trouvera brûlans. Si l'on ne peut éviter de demeurer exposé pendant long-temps à un froid vif, on fera très-bien , deux heures avant de sortir, de prendre un bain de pieds froid. Priessnitz assure que des bas de laine trempés dans l'eau froide, puis fortement exprimés, sur lesquels on chausse une paire de bas bien secs , le tout recouvert d'une botte large , garantissent sûrement du froid aux pieds.

§ IV. *Les bains de tête.*

Les bains de tête sont dirigés contre les douleurs rhumatismales rebelles de cette partie du corps , les inflammations de même nature des yeux , la surdité , la perte du sens de l'odorat et de celui du goût. Ils tendent à ébranler l'humeur morbifique, que la nature évacue ordinairement sous forme d'abcès dans les oreilles. On les emploie aussi contre l'afflux du sang vers la tête , mais seulement pendant quelques minutes , afin d'éviter une réaction trop vive. Ils doivent être suivis de l'exercice en plein air, à l'abri du soleil. Ils se prennent dans un vase peu profond , placé à l'extrémité d'un matelas sur lequel on se couche , en sorte que la tête déborde cette extrémité. D'abord on place un côté de la tête dans l'eau , puis la nuque , enfin le côté opposé ; on termine en y plongeant encore une fois la nuque.

La durée de ce bain est relative au degré de la maladie et à sa nature. Dans les inflammations chroniques des yeux , elle est de quinze minutes pour chaque partie de la tête qui doit plonger dans l'eau. On en peut dire autant de la surdité et de la perte de l'odorat et du goût, ce qui donne à la durée du bain l'espace d'une heure entière , pendant lequel temps on renouvelle l'eau jusqu'à deux fois.

Le succès est infaillible , si l'on continue le bain avec persévérance. Il s'annonce ordinairement par de violentes douleurs de tête , et celles-ci augmentent jusqu'à la formation d'un abcès, qui finit par s'ouvrir. Voilà ce dont j'ai été plusieurs fois témoin pendant mon séjour à Graefenberg. Ce bain marche toujours de concert avec le traitement général.

§ V. *Le bain d'yeux.*

Il se prend dans des œillères, où l'on tient
l'œil ouvert plongé pendant cinq minutes. On
joint toujours à ce bain partiel celui de la tête;
mais on le répète plus souvent.

§ VI. *Le bain de jambes.*

Les jambes et les cuisses, atteintes de dartres, d'ulcères, de plaies fistuleuses, de ca-
ries, de douleurs rhumatismales fixes, doivent
être plongées dans un vase rempli d'eau, de
manière à couvrir les parties souffrantes. Ces
bains ayant pour but d'agir comme stimulans,
leur durée est d'une heure et quelquefois davantage. Ils déterminent toujours des abcès, et
lorsque ces derniers existaient déjà, ils y attirent une suppuration abondante. Ils sont ap-
plicables aux extrémités supérieures atteintes
des mêmes maladies.

§ VII. *Les douches.*

La douche est de toutes les manières d'employer l'eau la plus puissante pour ébranler les humeurs nuisibles et les soulever du siége qu'elles occupent depuis des années entières. Aussi, l'applique-t-on à la plupart des maladies chroniques, où elle ne manque jamais de se montrer efficace. Elle remédie à la faiblesse que la peau pourrait contracter dans le procédé tendant à exciter les sueurs, la fortifie, endurcit le corps, et le rend propre à supporter toutes les intempéries de l'atmosphère. Elle exerce une action toute-puissante sur les muscles, par la réaction à laquelle elle les oblige, et secondairement sur le système nerveux. Il faut éviter de s'y exposer trop long-temps, mais la répéter souvent. Il y a, comme je l'ai déjà dit, six douches dans la forêt de Graefenberg. La hauteur de la chute est, pour la première, de quinze pieds ; pour la deuxième, de dix ; pour la troisième, de vingt ; et pour la quatrième, de dix-huit. Le diamètre du filet d'eau est de trois à quatre pouces. L'une de ces douches étale son filet en forme de gerbe, éparpillement qui augmente encore quand l'atmosphère est agitée par le vent. Les douches réservées aux dames, au nombre de deux, n'ont

qu'une chute de douze pieds ; mais leur filet
d'eau égale en diamètre celui des douches
destinées aux hommes. L'ordonnance est la
même pour toutes. Près de chacune se trouve
une baraque garnie de bancs, où l'on dépose
et reprend ses vêtemens. La douche est entourée d'une enceinte en bois, qui la ferme. On
descend quelques marches pour ouvrir la porte
d'entrée, et l'on se place sous la chute du filet,
dont tous les rayons rejaillissent sur le plancher
et mouillent la totalité du corps. L'intérieur de
cette petite enceinte est traversé par des barres
en bois que l'on saisit, afin d'éviter de glisser
et d'être renversé. Cette précaution était indispensable pour prévenir les chutes et les con-
tusions qui en sont la suite, l'expérience ayant
démontré que les régions contusionnées deviennent le lieu de prédilection où l'organisme,
vivement stimulé, dépose la matière morbifique, événement qui peut priver, pendant plus
ou moins long-temps, le blessé de se soumettre
à l'usage de la douche. Il est digne de remarque que cette marche de sucs viciés vers la
peau s'annonce d'avance par le changement
qu'éprouvent les ongles, dont le tissu s'ammol-

lit et devient cassant. Afin de bien faire connaître au lecteur le procédé de la douche, je vais décrire en détail celui qui est en usage à Graefenberg.

Après s'être déshabillé, ce que l'on ne doit faire que très-peu de temps avant d'entrer dans l'enceinte, pour n'être pas trop rafraîchi, ce qui affaiblirait l'effet de la douche, on s'y rend entouré d'un drap. Entré dans l'enceinte, on quitte son drap et l'on chausse ses pantoufles. Avant de se placer sous la cascade, on forme de ses deux mains, en croisant les doigs, un vide dans lequel on reçoit de l'eau, avec laquelle on s'arrose tout le corps, sans excepter la tête. Cela fait, on se place promptement sous la douche, que l'on reçoit pendant quelques secondes sur la nuque et sur le dos. Pendant ce court espace de temps, on exerce avec ses mains une forte friction sur toutes les parties, que l'on expose successivement à la chute d'eau, qui, en frappant ainsi toutes les régions du corps, fait bientôt disparaître le sentiment du froid, à la grande satisfaction des malades. On conçoit aisément que cette transition du froid au chaud s'opère d'autant plus vite que le filet d'eau a plus de hauteur. Aussi, les personnes qui d'une douche plus faible passent à une plus forte, ne songent-elles jamais à retourner à la première.

Lorsque toutes les parties du corps ont été également douchées, on passe de suite à celles qui sont le siége de la maladie, et on les expose à la chute d'eau pendant le reste du temps qu'on s'est prescrit de passer à la douche. Tout en douchant avec profusion ces parties, on n'oublie pas de recevoir de temps en temps le filet sur tout le corps, afin de réchauffer la peau qui se refroidit un peu pendant que l'on douche la localité. Lorsque la maladie a son siége dans la tête ou aux yeux, il est indispensable de recevoir le filet d'eau sur cette région, ce que l'on doit éviter dans le cas contraire, se contentant de le recevoir sur la nuque et sur le dos. Les poitrines faibles doivent l'éviter tombant perpendiculairement sur le thorax. Il en est de même de l'estomac, qui ne doit jamais y être exposé. Autre chose est le bas ventre, où la douche n'est jamais préjudiciable. L'atonie de cette région, familière aux hypochondriaques, ne résiste point à l'application de ce moyen, dont ces sortes de malades doivent faire un long et fréquent usage.

L'apaisement des douleurs arthritiques et rhumatismales par la douche a quelque chose de miraculeux. Je puis en offrir un exemple en ma propre personne. J'avais dans la hanche et l'articulation du coude une douleur qui me tourmentait pendant des mois entiers. Voudra-t-on croire que je m'en suis délivré dans l'espace de cinq minutes avec la douche? A la vérité, j'en ai éprouvé le retour à diverses reprises ; mais toujours est-il vrai que ces douleurs m'ont entièrement quitté. On ne s'étonnera pas que ce que j'ai vu et ressenti m'ait mis la plume à la main. Dans les cas de cette nature, il s'agit seulement de ne pas se laisser intimider par la douleur brûlante que produit la percussion de l'eau.

La durée de la douche s'étend rarement au-delà d'un quart d'heure. Lorsqu'on en commence l'usage, il faut de jour en jour ajouter quelques minutes à sa durée. On remarque facilement quand il est temps d'en sortir. Il faut prévenir l'arrivée du frisson fébrile, qui se fait sentir au bout de douze à quinze minutes, et se garder surtout d'en faire usage quand on a de la fièvre. Une trop vive réaction aurait pour suite de priver pendant un long temps le malade du bienfait de la douche.

L'opération terminée, on se sèche en toute hâte, en se frottant vigoureusement : si l'on ressent de la soif, on boit un verre d'eau, et l'on se met en route pour rentrer chez soi, ce qui se fait avec d'autant plus de plaisir, que la marche, à laquelle la douche a rendu plus propre, dissipe le sentiment de froid qu'elle a laissé.

Le temps du jour le plus propre à la douche est une heure après le déjeuner, ou trois heures après le dîner. On ne doit point s'y rendre avant que la digestion ne soit achevée, si l'on ne veut point perdre les bons effets de la douche, et même s'exposer à des accidens.

La douche étant principalement destinée à mettre en mouvement les matières morbifiques, on doit cesser de la prendre aussitôt qu'elle a provoqué un mouvement fébrile, et ne la reprendre que lorsque le calme est rétabli. Cette suspension dure quelquefois des semaines entières, pendant lesquelles s'opère la guérison des abcès qu'elle a fait naître.

On est assez disposé à croire que la douche au milieu de la forêt n'est pratiquable que par le beau temps et dans la belle saison. Il n'en est rien : ni la pluie, ni le vent, ni la neige, ni la gelée n'y mettent obstacle. Quelques uns sont allés à la douche par six degrés de froid, en se frayant un chemin à travers la neige et la glace, et se sont fait doucher pendant dix à quinze minutes. Des femmes même y sont allées par un temps de neige. Je n'ai pas vu une seule fois le refroidissement s'ensuivre. Il est mieux néanmoins de s'en abstenir au sein de l'hiver, non qu'on ne puisse très-bien soutenir le froid de la douche, que la percussion de l'eau rend supportable, mais par rapport à celui de la fièvre que la douche laisse après elle, qui souvent est si vif que l'on peut à peine se r'habiller. On peut, à la vérité, allumer des feux qui préviennent ce mouvement fébrile. Mais je ne sais si cette transition brusque du froid au chaud n'est pas plus nuisible qu'utile. La prudence conseille de rester moins long-temps à la douche, et de se réchauffer en faisant un grand exercice.

Après avoir décrit le procédé de la douche, procédé qu'on ne saurait parfaitement imiter chez soi, je vais essayer d'y suppléer par quelques conseils. On peut, dans une chambre dont le plafond est assez élevé, ou mieux en plein air, suspendre un vase d'une grande capacité, un tonneau, par exemple, rempli d'eau pure et très-fraîche, que l'on remplace à mesure qu'elle s'écoule, à l'aide d'une échelle qui permette d'arriver jusqu'à ce vase, dont la partie supérieure présente une ouverture destinée à recevoir l'eau nouvelle. A la surface inférieure, sont pratiqués des trous qui se bouchent à volonté, et dont on doit varier la largeur, afin d'avoir des filets d'eau d'épaisseur différente. Placé au dessous, dans une large baignoire qui reçoit l'eau et préserve le plancher et les meubles, le malade fait tomber sur toutes les parties du corps une eau qui, à la vérité, n'a ni la pureté ni la température basse de celle de Graefenberg ; mais, malgré cette différence, il n'en peut résulter que des effets avantageux.

Il faut de plus, pendant que l'eau n'arrose qu'une seule partie du corps à la fois, de minute en minute se faire verser sur la tête un seau entier d'eau froide, afin de tenir le reste du corps, que la douche ne peut atteindre, à la même température. Pendant la durée de l'opération, on ne cesse de se frictionner partout, en insistant davantage sur les parties souffrantes.

Enfin, lorsqu'il y a impossibilité de pratiquer la douche, on la remplace par des arrosemens de tout le corps, sur lequel on fait verser successivement plusieurs seaux d'eau froide. Ce moyen est loin, sans doute, de pouvoir suppléer la douche, mais il ne laisse pas de faire beaucoup de bien. Cependant il faut le considérer plutôt comme hygiénique, c'est-à-dire conservateur de la santé, que comme curatif proprement dit.

§ VIII. *Les ablutions.*

Le lavage à l'eau froide remplace les bains et la douche pour les personnes extrêmement faibles, et pour celles chez lesquelles règne une irritation fébrile. On leur verse de l'eau sur la tête, d'où elle descend et humecte tout le corps, tandis qu'avec les mains elles exercent d'abord des frictions générales, puis des frictions spéciales sur les parties souffrantes.

Lorsque la faiblesse du malade ne lui permet pas ce frottement, on y supplée en lui appliquant sur tout le corps un drap de lit trempé dans l'eau froide, qu'on laisse égoutter un peu, et avec lequel il pratique plus facilement la friction prescrite. Ce procédé mérite la préférence sur le bain, lorsque l'on croit que l'individu ne pourrait le supporter. Il convient surtout aux enfans immédiatement après la sueur.

On ne saurait trop recommander les ablutions aux personnes qui se traitent chez elles. Elles conviennent principalement le soir avant de se coucher. Dans les maladies légères, dans la goutte naissante , dans les cas d'irritabilité , comme dans ceux d'atonie de la peau, les ablutions, accompagnées d'une abondante boisson d'eau froide , suffisent souvent pour amener le rétablissement. Si l'on trouve plus commode de les employer le matin , il faut avoir soin de les pratiquer au sortir du lit , avant que le corps ne soit rafraîchi, et prendre de suite de l'exercice au grand air. Elles devraient faire partie du régime conservateur de la santé.

Les personnes qui sont décidées à subir ce traitement dans toute sa latitude font bien de s'y préparer par les ablutions. C'est le plus sûr moyen de supporter le bain froid qui succède à la sueur , et d'abréger la durée de la cure.

§ IX. *Les fomentations.*

Elles sont de deux espèces, les unes rafraîchissantes, les autres échauffantes. Ces dénominations indiquent qu'elles ont à remplir deux emplois diamétralement opposés, c'est-à-dire calmer avec les premières , stimuler avec les secondes.

Les fomentations rafraîchissantes sont employées pour remédier aux inflammations, aux congestions sanguines, aux douleurs de tête. On y joint toujours ou le bain de pieds ou celui de siége. A cet effet on trempe dans l'eau froide des linges pliés en plusieurs doubles, pour les placer sur les parties souffrantes, où ils doivent rester jusqu'à ce qu'ils commencent à s'échauffer. Alors on les imbibe de nouveau, et l'on continue ainsi jusqu'à la cessation du mal. Les bains de siége, si efficaces contre les congestions sanguines à la tête, doivent toujours être accompagnés de ces fomentations, qui préviennent l'accroissement de la chaleur dans cette région. Elles sont le remède le plus efficace pour prévenir ou combattre l'inflammation qui s'empare des membres fracturés et suit toutes les blessures.

Les fomentations stimulantes jouent un rôle important dans l'hydrosudopathie. Elles diffèrent des premières en ce que les linges trempés dans l'eau froide doivent être fortement exprimés avant d'être appliqués, et que leur application sur les parties souffrantes est tellement hermétique, que l'air et le froid n'y peuvent pénétrer. Elles doivent aussi être recouvertes d'un linge sec, qui les entoure et les serre. Leur effet est une production de chaleur qu'on ne pourrait obtenir de tout autre moyen. Cette chaleur humide a une propriété stimulante et résolutive ; elle provoque une transpiration qui extrait une grande quantité d'humeurs viciées, comme le démontre l'eau dans laquelle on lave ces linges, qui la troublent et la salissent. On les renouvelle lorsqu'ils commencent à se sécher, ce qui a lieu à peu près toutes les heures. Il est important, comme je l'ai dit, de les appliquer étroitement ; l'omission de ce précepte peut donner lieu à un refroidissement.

Tous les malades à Graefenberg font usage de la fomentation stimulante appliquée sur la région du ventre. Elle consiste en une pièce de linge un peu longue 'et plusieurs fois repliée sur elle-même. On roule une de ses extrémités jusqu'aux trois quarts de l'autre, que l'on trempe dans l'eau et applique sur le ventre. L'extrémité sèche se déroule, et recouvre exactement celle qui est humide. On affermit le tout avec un second linge, dont le milieu répond au ventre et les extrémités se nouent derrière le dos. La propriété de cette fomentation est d'ac croître la chaleur du ventre et de favoriser la digestion, d'où résulte la formation de meilleurs sucs. Elle remédie aux congestions humorales des intestins, à la constipation, au dévoiement, apaise les coliques et tranchées du bas-ventre.

Il n'est point de maladie chronique locale qui ne réclame l'application des fomentations. De ce nombre sont spécialement le rhumatisme et la goutte, le gonflement des os, les concrétions arthritiques, les abcès avec ou sans fistules, les inflammations chroniques. On ne traite pas autrement les lésions extérieures, les dépôts purulens qui sont le produit de la cure. Le cancer, la carie des os, les ulcères syphilitiques sont soumis à leur application, qui calme la douleur et favorise la guérison beaucoup mieux que les onguens et les emplâtres ; non seulement elles abritent les parties souffrantes du contact de l'air, mais elles provoquent l'exsudation des sucs viciés, dont les linges s'imprègnent plus facilement que les onguens et emplâtres. Que les partisans de ces derniers remèdes viennent à Graefenberg, et ils se convaincront de l'efficacité souveraine des fomentations. C'est en vain que l'on demande à certains emplâtres la guérison d'ulcères malins qui sont entretenus par un vice dans les humeurs. La médecine le sait, et elle réussit rarement, avec ses remèdes dépuratifs du sang, à en opérer la guérison. A Graefenberg cette dépuration s'effectue sans peine. Les ulcères étaient un émonctoire ouvert pour décharger du superflu des humeurs nuisibles, sous l'influence de la cure générale des fomentations, on voit s'évacuer toutes ces humeurs par les lieux mêmes que la nature avait choisis dans cette vue. A défaut d'ulcérations préexistantes, la cure manque rarement de créer des abcès, qui servent d'issue aux sucs viciés.

Dirai-je encore ce qui se pratique à Graefenberg dans le traitement de la fièvre, dans celui des maladies de la peau, telles que dartres, variole, rougeole et scarlatine ? On ne saurait se défendre d'un peu de crainte, lorsque l'on voit envelopper ces malades d'un linge mouillé, qui leur couvre la totalité du corps. Rien n'est plus vrai cependant que cette fomentation générale tranquillise le malade, facilite les éruptions, et provoque chez les fièvreux une sueur bienfaisante. Lorsque Priessnitz rencontre des sujets bien débiles et bien énervés, il les prépare à la cure générale par cette fomentation. Les très-jeunes enfans, quand ils sont inquiets, agités et privés de sommeil, en reçoivent un soulagement marqué, ainsi que je l'ai expérimenté dans ma propre famille.

Ce procédé, il faut en convenir, n'est rien moins qu'agréable. Le premier moment est pénible, plus même que le bain. Mais les mixtures pharmaceutiques le sont-elles moins? Ont-elles les suites heureuses que ce procédé amène d'une manière toujours sûre? Ample dédommagement d'un court moment de déplaisir!

Pour exécuter ce procédé, on étend sur un lit une couverture de laine, sur laquelle on place le drap mouillé dont on a exprimé la plus grande partie de l'eau. Le malade se couche sur le drap, dont on lui enveloppe hermétiquement toutes les parties du corps, la face exceptée. Cela fait, on recouvre ce drap de la couverture, comme pour provoquer la sueur, et l'on charge le malade d'autres couvertures. Quand il s'agit de dompter la fièvre, l'appareil doit être renouvelé de demi-heure en demi-

heure. La fièvre apaisée, on laisse le malade
en repos pour favoriser la sueur, qui amène
la chute complète de cette fièvre. Lorsque le
malade a suffisamment sué, il sort de son appareil pour être placé dans un bain froid, ou,
tout au moins subir une ablution générale.

On se conduit de la même manière dans les
violens accès de goutte, avec la précaution de
renouveler souvent cet emmaillotement, qui
procure toujours un soulagement marqué. Je
ne dirai rien maintenant de son emploi dans la
variole, la rougeole et la scarlatine, me réservant d'en parler aux chapitres de ces maladies.
Je me contente d'assurer ici que ce procédé
est exempt de tout danger.

CHAPITRE VI.

USAGE DE L'EAU FROIDE EN BOISSON ET EN INJECTION.

—

§ I. *De l'eau froide en boisson.*

La méthode de Priessnitz ne prescrit point de boire autant d'eau que celle du professeur Œrtel. On ne boit d'eau à Graefenberg qu'autant que l'estomac peut en supporter sans être incommodé. On ne doit pas boire moins de douze verres par jour, ni dépasser le nombre de trente. En suivant des gradations, on parvient promptement à y accoutumer les personnes les plus difficiles. Dans les commencemens de la cure, le défaut de soif semble être le plus grand obstacle ; mais on ne tarde pas à sentir le besoin de boire. Il est rationnel et physique tout à la fois, car on ne perd pas une si grande quantité de sucs par la sueur, sans

que la nature éprouve la nécessité de les réparer. Les grands exercices, en provoquant
la transpiration, procurent aussi de la soif. La
plupart des procédés de la cure sont stimulans,
et développent une chaleur plus grande, qui
devient une autre source de soif. Priessnitz attribue une bonne partie de ce besoin de boire
à la présence des mauvais sucs. Son opinion
est fondée sur ce qu'il est manifeste que la soif
tombe presque toujours après leur évacuation.
Quelques personnes éprouvent du premier
usage de l'eau, des nausées, le vomissement
même, ou la diarrhée. Ces symptômes ne prouvent rien autre chose sinon que l'estomac renferme des levains que l'eau a mis en mouvement. Au lieu de s'arrêter, il faut boire davantage encore, en rapprochant les verres d'eau,
et l'on est sûr d'être bientôt délivré de ces accidens. Ce qui le prouve, c'est l'augmentation
de l'appétit qui en est la suite.

Lorsque l'estomac est en souffrance, Priessnitz prescrit de boire de l'eau fraîche, jusqu'à
ce que le vomissement ou la diarrhée s'éta-
blisse, et de ne discontinuer qu'après la disparition des nausées. Ce procédé est bien pré-

férable à la diète sévère qu'on s'impose ordinairement lorsque l'estomac est surchargé. Il
le débarrasse de tous les sucs impurs que
l'abstinence laisse passer dans le sang. Je sais
qu'un vomitif produit aussi sûrement cet effet.
Mais le vomitif est un remède qui affaiblit l'estomac, ce que ne fait pas l'eau.

L'eau froide en boisson a une utilité remarquable. Fortifier l'estomac et les intestins en
les débarrassant des sucs viciés qu'ils renferment, favoriser la génération de nouveaux sucs,
entrer dans le sang par l'absorption, se répandre promptement dans la totalité de l'organisme, atténuer, purifier, résoudre les humeurs
âcres et épaisses, les éliminer par la transpiration et les urines, telles sont ses propriétés
réelles et évidentes.

Le professeur Œrtel a, dans son établissement, opéré un grand nombre de cures avec
le secours seul de l'eau bue en grande quantité, en y joignant les ablutions générales. Un
de mes amis, atteint depuis longues années
de douleurs arthritiques à la tête, qui le con-
duisaient peu à peu à la cécité, fut radicalement guéri par ce professeur. Son traitement

ne se composa que d'eau froide en boisson et d'ablutions. La personne ne but pas moins de trente verres d'eau par jour, dont elle continua l'usage pendant quinze mois. On trouvera sans doute cette cure un peu longue ; mais je m'empresse de dire que la maladie datait de plusieurs années, que d'horribles douleurs le tourmentaient, et qu'il était menacé de perdre la vue. Qui de nous, à la vue de ce dernier danger, eût refusé de boire de l'eau pendant quinze mois ? Cet homble semble avoir changé de nature. Je n'ai point vu de plus belle santé : il la conserve à la faveur de l'eau dont il compose son unique boisson, ne manquant pas de se laver chaque matin avec de l'eau froide. Disons encore, pour ne pas décourager les amateurs du café, de la bière et du vin, que, pendant la durée de cette longue cure, il ne s'est point abstenu de ces trois choses, se contentant d'en user avec modération.

Cette cure remarquable mit fin à toutes mes hésitations. Malade moi-même, je me rendis à Graefenberg, où je retrouvai la santé, et je la conserve en suivant le même régime.

Considérée comme moyen diététique dans

les indispositions légères, dans les mauvaises digestions, dans les empâtemens glaireux, et généralement dans tous les cas de maladie pour lesquels la médecine conseille les eaux minérales, l'eau froide ne saurait être trop appréciée. Il suffit d'en user comme des eaux minérales, c'est-à-dire en faisant beaucoup d'exercice en plein air immédiatement après son lever et après s'être lavé à l'eau froide, pour en recueillir les mêmes effets, moins la faiblesse des organes de la digestion, que les eaux minérales laissent toujours après elles.

Placez-vous donc près d'une source d'eau pure et très-froide, buvez-en chaque quart-d'heure un grand verre, faites dans l'intervalle d'un verre à l'autre beaucoup de mouvement, et vous vous rétablirez aussi sûrement qu'aux eaux minérales, en ménageant tout à la fois votre estomac et votre bourse.

Aux personnes qui se traitent chez elles je dirai qu'il faut d'autant moins ménager l'eau à l'intérieur, qu'elles ne peuvent user aussi complétement du procédé sudorifique et du bain que chez Priessnitz. Je leur renouvelle l'assurance qu'elles peuvent boire beaucoup sans le moindre danger, et qu'elles accélèrent ainsi leur cure , toujours plus douce qu'à Grae-fenberg. Si elles entreprennent le traitement en été, une grande quantité d'eau ne peut que favoriser la transpiration , à laquelle la chaleur de la saison les dispose déjà. Mais elles ne doivent pas oublier que transpirer beaucoup affaiblit la peau , et que, pour lui rendre du ton et de l'énergie , il est indispensable de se baigner souvent à l'eau froide, ou tout au moins de faire journellement deux ablutions.

Tous les temps de la journée sont favorables à l'usage intérieur de l'eau. Priessnitz n'a établi à cet égard d'autre règle què celle de boire autant d'eau qu'on le peut sans en être incommodé. Cependant il pense que l'eau prise à jeun en faisant de l'exercice est celle qui produit les effets les plus heureux, comme on peut s'en apercevoir à l'expectoration plus abondante des glaires. C'est surtout après la sueur que l'eau froide en boisson accroît cette évacuation. On peut, après le déjeuner, recommencer à boire, mais sans se trop charger l'estomac. Pendant le dîner, on arrose ses alimens de quelques verres d'eau, puis on fait

une pause pour ne reprendre la boisson que
quelques heures plus tard , et l'on continue jusqu'au souper. Boire après le souper n'est point
en soi nuisible ; mais le sommeil court risque
d'être interrompu par les fréquens besoins d'u-
riner que l'on éprouve lorsque l'on a beaucoup
bu. Il ne faut pas oublier que l'exercice , sans
être rigoureusement indispensable , stimule
l'action de l'eau et accélère la guérison, comme
aussi l'eau , pour exercer toutes ses vertus ,
doit toujours être froide et fraîchement puisée.
Les vases qui la contiennent doivent être bien
fermés. Il faut donner la préférence aux vases
de grès sur ceux de verre , où les liquides ne
conservent pas autant leur fraîcheur.

§ II. *Des injections.*

Sous le nom d'injections , on entend spécialement les clystères. On les prend soi-même avec
une seringue dont la canule longue est recour-
bée. Quand on n'a pas l'habitude des lavemens
à l'eau froide , on les garde rarement au-delà
de deux minutes. Mais peu à peu les intestins
s'accoutument à cette impression , et souvent il

arrive qu'ils sont absorbés comme un verre d'eau introduit dans l'estomac. On répétera donc cette injection immédiatement après l'expulsion de la première.

Les lavemens à l'eau froide sont dirigés contre la constipation et la diarrhée, deux maladies diamétralement opposées, mais qui proviennent l'une et l'autre d'une même cause, l'atonie des intestins. La contradiction n'est donc ici qu'apparente. Rétablir le ton de ces organes, et régulariser leurs fonctions, tel est le but de leur application. L'eau froide y contribue efficacement. Cette indication doit être secondée par les autres emplois de l'eau froide.

Il est encore d'autres injections en usage à Graefenberg. Ce sont celles qui se font dans les autres cavités du corps, comme les oreilles, les narines et les parties génitales. Des seringues spéciales sont destinées pour cela. On dirige ces applications contre les écoulemens muqueux de ces cavités.

A côté des injections se place naturellement le rincement de la bouche et de la gorge, autre cavité qui réclame souvent l'emploi de l'eau. Elle est le siége de plusieurs maladies, telles

que les inflammations, la salivation, le gonflement de ses glandes et la fétidité de l'haleine.

Le moyen le plus sûr de conserver ses dents
est de se laver souvent la bouche, de ne point
oublier de le faire après les repas, le matin et
surtout le soir, les portions d'alimens qui restent entre les dents ne pouvant que se corrom-
pre pendant la nuit par la chaleur et l'humidité
du lieu. L'aspiration de l'eau froide dans les
narines remédie mieux que tout autre moyen
à l'obstruction de ces cavités dans ce qu'on
appelle l'enchifrènement, ou rhume du cerveau. Les scrofules des narines, affection
très-commune dans l'enfance, sont victorieu-
tement combattues par cette pratique.

CHAPITRE VII.

MARCHE SUIVIE A GRAEFENBERG.

Il ne peut qu'être utile aux personnes qui veulent se traiter chez elles de connaître le régime de Graefenberg. Je vais tracer le tableau d'une journée passée en ce lieu, où tous les jours se ressemblent.

A quatre heures du matin arrive un servant qui vous empaquète. En été, on commence à suer au bout d'une heure. Après avoir sué pendant deux heures, on entre au bain. Il est huit heures. Au sortir du bain on se rend à la promenade, où l'on boit sa portion d'eau jusqu'au déjeûner. On emploie une demi-heure à ce repas, après lequel recommencent la promenade et la boisson de l'eau. Vers onze heures, on se dirige vers la douche, avec son drap et ses pantoufles sous le bras. Arrivé à la douche, on

y attend un quart-d'heure , souvent une demi-
heure , son tour, à raison de la nombreuse société qui s'y trouve. On en est de retour à midi,
heure du dîner, auquel vous appelle le son
d'une cloche. Après le dîner se forment divers
groupes , qui se rendent de nouveau à la promenade. Un peu avant quatre heures , on fait
une dernière promenade, que j'appellerai sudorifique , parce qu'elle consiste à descendre une
montagne que l'on remonte ensuite pour se procurer une transpiration avec laquelle on rentre
de nouveau dans le maillot ; ce préliminaire
abrége de beaucoup le temps qu'on y passe si
désagréablement à attendre que la sueur éclate.
On se baigne de nouveau après avoir sué ; puis
on prend un peu d'exercice après le bain, et on
soupe à huit heures. Après le souper, les amateurs de la promenade s'y rendent, s'ils n'aiment mieux demeurer dans la salle, pour assis-
ter à un petit concert ou à la danse. Avant de
se coucher, on prend un bain de siége , on place
ses compresses mouillées, et l'on se couche. On
se place deux fois en été dans l'appareil sudorifique , une seule fois en hiver, mais on y reste
beaucoup plus long-temps.

Quand le temps n'est pas trop froid, on va à la douche dans l'après-dînée, ou bien l'on prend un bain de siége, ou un bain de pied, qui en tient lieu.

On ne saurait trop recommander de ne rien forcer dans le commencement de la cure. Conséquemment on se contentera, durant les premiers jours, de suer une heure le matin et autant l'après-dînée. On fera également bien de s'abstenir de la douche pendant les huit ou dix premiers jours de la cure, et de n'y passer que peu de temps lorsqu'on l'aura commencée, comme aussi de boire modérément. L'expérience démontre que huit ou dix jours suffisent à l'apprentissage de ce qui se passe à Graefenberg. Il faut avoir subi ce traitement pour comprendre la facilité avec laquelle on se fait au genre de vie de Graefenberg, ainsi qu'aux diverses manipulations. Hommes, femmes, enfans, vieillards, tous s'y soumettent et le soutiennent avec un courage mêlé de gaieté réelle, à laquelle ajoute encore le petit nombre de malades timorés, dont les craintes puériles et les caprices prêtent à rire : encore la société ne tarde-t-elle pas à être privée de cette source de distractions, le miracle de leur conversion ne tardant pas lui-même à s'opérer. L'habitude promptement prise, le soulagement également prompt qu'ils éprouvent les mettent bientôt au nombre des rieurs. Ils rient à leur tour doublement, c'est-à-dire d'eux-mêmes et des nouveaux venus qui leur rappellent ce qu'ils ont été.

Bien qu'il en coûte beaucoup pour se faire au régime de Graefenberg, néanmoins les premières phases de la cure sont les moins pénibles. On goûte sans mélange les charmes d'une belle nature; le bienfait d'un air éminemment pur, la prompte restauration de ses forces relevées par une nourriture fortifiante, arrosée de l'eau la plus salubre, sont autant de jouissances d'autant mieux senties qu'elles sont exemptes de toute contention d'esprit. Mais cette béatitude est bientôt troublée par l'apparition des phénomènes critiques inséparables du traitement; elle fut pour moi d'une trop courte durée, ayant commis l'imprudence de me lancer trop précipitamment dans la cure; dès le troisième jour j'en fus puni par une fièvre violente, à laquelle Priessnitz mit heureusement fin dans l'espace de neuf heures. On ne peut éviter, dans le cours de la cure, un malaise général, un sommeil inquiet, un accroissement d'irritabilité, des mouvemens fébriles, enfin des éruptions, des abcès, la diarrhée, et quelquefois le vomissement. Il ne faut voir dans ces phénomènes que la réhabilitation des forces vitales, les efforts de la nature pour éliminer les humeurs viciées, et la garantie d'une guérison radicale. De toutes les éruptions critiques les plus ordinaires sont les furoncles et les abcès. On ne les voit éclater à la surface que vers le milieu de la cure. Leur nombre est quelquefois étonnant. On en a compté jusqu'à cent cinquante chez quelques malades. Les personnes affligées de vieux rhumatismes, d'ancienne goutte, de la syphilis mercurielle, n'évitent point ces nombreuses éruptions. Dans cette dernière maladie, c'est le ventre qui en est le théâtre, tandis que les extrémités inférieures les reçoivent dans le rhumatisme et la goutte, et la tête, lorsque cette région est le siége des douleurs. J'ai été moi-même gratifié de quarante-cinq abcès, dont l'un fut un panaris qui me priva du sommeil pendant dix jours. Je ne pus supporter les douleurs qui l'accompagnaient qu'à la faveur de fréquentes immersions dans l'eau froide. Il s'ouvrit de lui-même, et je perdis une grande quantité de pus, qui, recueilli dans les linges et desséché, renfermait la matière calcaire que l'on trouve dans les articulation des goutteux après leur mort, et dans leur urine pendant leur vie.

Tous ces exanthèmes, quels qu'ils soient, ne reçoivent d'autre traitement que des fomentations d'eau froide, renouvelées lorsqu'elles sont sèches, ou que la douleur le réclame. L'ouverture des abcès est toujours abandonnée à la nature.

Une expérience que je tentai, et qui me réussit, semble prouver que le choix du lieu où les éruptions doivent aboutir est au pouvoir du malade ou de son médecin. L'éruption qui se fit sur ma main me fatiguait extrêmement, et m'en ôtait l'usage. Je m'avisai d'appliquer les fomentations stimulantes sur mon bras, sans cesser de rafraîchir ma main souffrante; l'épreuve me réussit; les humeurs se portèrent plus haut, et je gagnai beaucoup au change. Je fis cette épreuve pour diminuer mes souffrances; elle doit être tentée lorsque les humeurs menacent de se jeter sur des organes nobles.

L'apparition des éruptions et des abcès ne suspend nullement la cure, tant interne qu'externe; on apporte seulement plus de modération dans les procédés. La douche et le bain doivent être mitigés, comme moyens propres à attirer les humeurs vers la peau; le procédé sudorifique seul reste le même, en vertu de sa propriété d'entraîner par les sueurs beaucoup de sucs viciés, qui seraient forcés de passer par les abcès.

On ne peut guère éviter la fièvre qui précède ou accompagne la formation des abcès; lorsqu'elle a de la violence et fait craindre des dangers, on la combat avec la fomentation générale dont j'ai déjà parlé; les bains et les douches sont suspendus et le procédé sudorifique abrégé; le malade se borne aux ablutions, aux bains de siège et aux bains de pieds.

Il est extrêmement rare de voir éclater une fièvre nerveuse accompagnée de tous les symptômes du typhus : j'en rapporterai plus bas deux exemples, dont j'ai été témoin pendant mon séjour à Graefenberg.

La fièvre que produit la cure ne doit être traitée qu'avec les fomentations générales, de concert avec les moyens que j'exposerai lorsque je traiterai ce chapitre : on ne doit s'en laisser détourner par aucun motif. Le drap mouillé dans lequel on s'enveloppe a des effets miraculeux et certains. Le médecin qui n'est point familiarisé avec la méthode de Priessnitz, ne peut que nuire dans ce cas.

La fièvre est ordinairement accompagnéede l'enchifrènement, de la diarrhée ou de la constipation ; ce sont autant d'issues que la nature souvre aux sucs viciés qui ne s'échappent pas tous par les abcès. On se gardera bien de troubler ces crises par aucune infraction aux règles de la cure. Ces crises durent-elles trop longtemps ; on y met fin avec les bains de siége et les fomentations sur le ventre, les clystères et l'eau bue abondamment, qui en triomphent toujours. Le vomissement est un phénomène critique plus rare, qui cède à l'influence des mêmes moyens.

Une chose digne de remarque au plus haut degré, c'est la réapparition de la syphilis, avec les mêmes symptômes dont les malades avaient été atteints. J'ai vu la gonorrhée reparaître après une soi-disant guérison, opérée par le mercure quelques années auparavant. Il doit être grand, à mon sens, le nombre des personnes faussement guéries de ce vice, enrayé plutôt que détruit, et qui revêt d'autres formes où l'on ne retrouve plus son caractère primitif. Quels ravages n'exerce pas, dans les familles, le virus ainsi déguisé ? N'est-ce pas à lui qu'il faut attribuer la dégradation de la santé de certaines femmes, si florissante avant leur union, l'état valétudinaire de beaucoup d'enfans, et cent autres maux à la naissance desquels le mercure lui-même n'est pas étranger ?

Priessnitz n'emploie contre ces maladies d'autres remèdes que l'eau froide et le procédé sudorifique. Aucun de ses malades n'a jusqu'ici éprouvé d'autre récidive que celle à laquelle il s'est exposé par une nouvelle infection.

La syphilis faussement guérie n'est point la seule maladie que la méthode curative de Graefenberg exhume des profondeurs où elle se tient cachée ; combien de douleurs, qui ne sont que palliées, combien de cicatrices et d'ulcères, en apparence bien guéris, ont repris leur ancienne existence, et reparu aux mêmes lieux qu'ils avaient occupés! Priessnitz raconte qu'une dame traitée de l'inflammation du foie par le mercure, fut reprise, au commencement de la cure, de la même inflammation hépatique, à laquelle se joignit une salivation mercurielle. C'est à l'époque des crises que reparaissent les maladies antécédentes. L'on continue la cure, avec l'intention de ne pas se stimuler trop ; l'on traite les affections locales par les moyens qui sont prescrits en dehors des crises, et dont je parlerai aux chapitres des maladies particulières.

Comme on ne peut, dès le commencement de la cure, prévoir quelle sorte de phénomènes critiques elle produira, ni en présumer la gravité, le danger, il est prudent de donner à la cure de Graefenberg la préférence sur celle que l'on pourrait faire chez soi, pour peu que l'on s'attende à en éprouver une vive irritation. Il est tranquillisant de sentir auprès de soi un homme qui sait prévenir le danger, et le conjurer lorsqu'il se présente. La crise une fois obtenue à Graefenberg, rien n'empêche qu'on ne retourne chez soi pour y continuer la cure ; instruit par ce que l'on a vu et ressenti, on évitera plus aisément les écueils dans lesquels, sans cette instruction, on aurait pu tomber.

Je ne puis m'abstenir de répéter qu'il est dangereux de vouloir faire trop bien et arriver trop vite. On peut tout espérer du temps et de la modération. Ce conseil s'adresse aux personnes qui veulent se traiter chez elles. Mais si la maladie est opiniâtre et invétérée, si elle exige une cure profonde et de quelque durée, le voyage à Graefenberg est indispensable. Dans tous les cas, il est le plus sûr garant de la guérison. Il ne faut pas se laisser effrayer par l'aggravation que la cure apporte aux symptômes de la maladie. Elle est le signe de l'activité de la nature, et porte avec elle la promesse du rétablissement, que la persévérance accomplit toujours. Que celui qui prétend terminer en quelques semaines la cure d'une maladie chronique invétérée, s'abstienne de l'entreprendre, il augmenterait infailliblement le nombre de ceux qui refusent à l'hydrosudopathie toute efficacité, parce qu'ils n'ont pas été guéris en quinze jours !

Avant de terminer l'examen général de la méthode curative de Graefenberg, je signale-

rai un de ses phénomènes les plus remarquables. L'odeur spéciale de la transpiration et
des sueurs a quelque chose d'étonnant, bien
fait pour triompher de l'incrédulité. La sueur
des goutteux a une odeur aigre pénétrante. Le
malade qui a pris du soufre, soit en bains, soit
à l'intérieur, l'exhale en suant, jusqu'à l'expulsion entière de cette substance. Priessnitz porte
si loin la finesse de l'odorat, qu'elle lui sert à
distinguer les maladies entre elles. A son exemple, j'ai été frappé de la diversité de ces
odeurs, en passant d'une chambre de malade
à une autre. La plus générale de ces émana-
tions est aigre.

Cet aperçu fait déjà présumer que l'hydrosudopathie ne laisse séjourner dans l'organisme
aucun des médicamens dont il a été saturé, ce
que l'expérience confirme journellement. Le
nombre des personnes qui ont salivé à Graefenberg ne laisse aucun doute à cet égard.

CHAPITRE VIII.

TRAITEMENT DE MALADIES SPÉCIALES.

Maladies du bas-ventre.

Toutes les maladies du bas-ventre, quel que soit le nom qu'elles portent, trouvent leur guérison à Graefenberg. Elles sont en général le produit des stases, des congestions, empâtemens et obstructions des organes qui y sont renfermés, et de leur atonie. Résoudre et fortifier sont les indications à remplir, dont la méthode curative de Priessnitz s'acquitte à merveille, à l'aide de l'eau, de l'air, de l'exercice et du régime.

J'ai trouvé à Graefenberg un grand nombre de malades, qui depuis plusieurs années n'obtenaient d'évacuations alvines qu'à force d'art, et auxquels Priessnitz a rendu en moins de quinze jours la liberté du ventre. Le nouveau

12.

régime de vie qu'ils adoptent y contribue sans doute. Aussi ne peut-on trop répéter aux malades de ce genre de suivre scrupuleusement ce régime, qui consiste à prendre matin et soir du lait froid, à s'abstenir de tous alimens chauds, et à renoncer à toutes les boissons spiritueuses, ainsi qu'aux épices.

Faiblesse de la digestion, débilité de l'estomac.

Ces maladies reconnaissent pour cause l'intempérance dans le boire et le manger. L'abus de la bière, en Allemagne surtout, mine la santé de beaucoup de jeunes gens pour toute leur vie. Viennent ensuite l'irrégularité dans les heures des repas, les boissons et les alimens chauds, une nourriture tout artificielle, semée d'épices, l'abus du tabac à fumer, surtout après le repas, une boisson abondante de bière en mangeant, toutes causes auxquelles il faut associer l'abus des médicamens, spécialement du mercure, enfin les maladies de peau imparfaitement guéries, comme les dartres, la gale, etc.

Le premier moyen de rétablir un estomac

gâté est d'éviter l'influence des causes que je
viens d'énumérer. On substitue la sobriété à
l'intempérance, la simplicité et la nature à l'artifice dans les alimens ; il n'en faut prendre ni
trop ni trop peu, et les prendre à des heures
fixes, plutôt froids que chauds, réformer toutes
les boissons spiritueuses, le café, le thé, déjeuner avec du lait froid, souper de même,
dîner avec des viandes et des légumes, éviter
les vives émotions de l'âme, les fortes contentions d'esprit, et ne point porter des vêtemens
qui gênent la circulation. On joint à ce genre
de vie beaucoup d'exercice en plein air.

Ce régime adopté, on doit porter continuellement une fomentation stimulante, qui couvre
tout le bas-ventre et la région de l'estomac,
suer légèrement le matin, prendre le bain immédiatement après avoir sué, le soir se placer
dans le bain de siége, et pendant toute sa durée frotter avec les mains mouillées toutes les
parties du ventre.

Si l'on peut se procurer la douche, elle ne
peut que faire beaucoup de bien ; mais il faut
éviter de la recevoir sur l'estomac. A défaut de
la douche, on se fera arroser tout le corps,

avec l'attention de prendre une position qui permette à l'eau de descendre des parties supérieures du dos vers le bas-ventre. A l'emploi de ces moyens on joint la boisson de l'eau froide, prenant garde d'en consommer trop à la fois, surtout aux repas, et réservant la plus grande consommation pour le matin à jeun. On seconde l'action de tous ces moyens par de l'exercice, que l'on modère toujours le soir, évitant de l'entreprendre par la grande chaleur.

J'ai vu arriver à Graefenberg un malade qui, à la suite d'un traitement mercuriel, éprouvait depuis plusieurs années des maux d'estomac, accompagnés de violentes douleurs de tête. Les uns et les autres revenaient toutes les douze heures, et le privaient de toutes ses facultés, surtout de celle de la digestion. En vain la médecine avait travaillé à sa guérison, il n'en obtenait pas même un léger soulagement. La cure complète de Graefenberg lui enleva non seulement toutes ses douleurs, en lui rendant la faculté de digérer les alimens, même les plus compactes, mais encore lui fit rendre en suant le mercure dont il était saturé, et dont la présence entretenait sans doute sa maladie. Son traitement fut celui que je viens de décrire, et son rétablissement complet.

Engorgemens glaireux.

L'habitude de se charger l'estomac, l'usage des alimens très-gras, celui des boissons spiritueuses, les refroidissemens, les habitations humides, et beaucoup d'autres causes encore, donnent naissance à cet état de maladie.

Pour en guérir, il suffit de boire beaucoup d'eau, à jeun surtout, de suer, et de faire beaucoup de mouvement. C'est surtout après avoir sué le matin qu'une abondante boisson et l'exercice font le plus de bien, en dissolvant les glaires déjà divisés, et les poussant hors du corps. Il faut à ces moyens associer la fomentation échauffante sur le bas-ventre, un ou deux bains de siége par jour, et les ablutions générales.

Le fer chaud, ou Acidité des sucs de l'estomac.

L'habitude de manger beaucoup, l'usage

des alimens gras , de difficile digestion, et une vie trop sédentaire, sont les causes les plus or-dinaires de cette maladie.

On la combat avec succès en buvant beau-coup d'eau, surtout à jeun, jusqu'à la produc-tion du vomissement ou de la diarrhée. La ma-ladie cède promptement, si elle n'est pas an-cienne. Le mal, devenu chronique, réclame le procédé sudorifique, le bain et les ablutions.

Le fer chaud , ce liquide brûlant , qui de l'estomac monte à la gorge , est souvent causé à Graefenberg par l'abondance des alimens gras dont la table est couverte. A l'époque des cri-ses, on le voit paraître fréquemment, à la suite du soulèvement des humeurs , dont une partie se décharge dans les premières voies. J'en ai été vivement atteint à cette période du traite-ment. Une diarrhée que je provoquai en me gorgeant d'eau froide , pendant deux jours , m'en délivra.

La diarrhée.

Lorsque la diarrhée est récente, on se con-tente de boire de l'eau fraîche, de porter une fomentation sur le ventre, et de n'user que d'alimens faciles à digérer. Le plus souvent la diarrhée est une évacuation critique, œuvre de la nature, qui se délivre ainsi des humeurs nuisibles, et qu'il ne faut pas troubler. A-t-elle au contraire de la chronicité, accompagnée d'affaiblissement, la méthode de Priessnitz est merveilleusement propre à la faire disparaître.

Les bains de siége jouissent ici d'une grande vertu. On doit les répéter jusqu'à trois ou quatre fois par jour, et y rester une demi-heure. On ajoute à ce moyen une abondante boisson d'eau froide, que l'on prend aussi en lavemens. Il est essentiel de peu manger, et de ne point faire d'exercice. Il est mieux encore de garder le lit.

Pendant mon séjour à Graefenberg, j'ai vu arriver un malade, que depuis six semaines la diarrhée avait jeté dans la consomption. Priessnitz le rétablit dans l'espace de quelques jours. Au chapitre du choléra, je rapporterai l'histoire détaillée d'une diarrhée compliquée de ce fléau.

Il est des diarrhées chroniques, où l'évacuation abondante de glaires alterne avec la constipation. Elles sont entretenues par une profonde faiblesse des intestins. Ici les lavemens d'eau froide sont d'un grand secours. Ces diarrhées ne cèdent qu'à un long usage de l'eau froide, qui rétablit à la fin le ton des organes du bas-ventre.

La dysenterie.

Le refroidissement et l'abus des fruits non mûrs en sont les principales causes. Cette maladie se compose d'évacuations souvent répétéés de glaires sanguinolentes, accompagnées de violentes douleurs de ventre, d'un sentiment de brûlure à l'anus, et de ténesme, autrement dit, envies fréquentes d'aller à la garde-robe, pour ne rendre que quelques glaires.

Le traitement est le même que celui de la diarrhée.

Le choléra.

Le traitement de cette maladie est subordonné à la nature de la constitution du malade, et au degré de gravité qu'elle-même a atteint. La température de l'eau doit être moins basse chez les sujets d'une constitution débile, comme aussi le procédé sudorifique moins énergique. Lorsque le malade est privé de ses sens, le traitement commence par les clystères à l'eau froide.

Le malade attaqué de vomissemens et de déjections alvines douloureuses, doit être placé dans un bain de siége à la température de douze degrés. S'il a en même temps des maux de tête, on y placera une fomentation froide. Il fera des frictions continuelles sur l'estomac et le bas-ventre, pendant que quelqu'un lui frictionnera le dos, les bras et les jambes avec les mains, qu'il doit souvent tremper dans l'eau froide. Cette manœuvre doit être continuée jusqu'à ce que la chaleur naturelle soit rétablie à la peau. On fait boire de l'eau froide en grande quantité. Cette abondante boisson met fin au vomissement, au dévoiement. Elle produit l'un et l'autre chez le malade qui n'en est pas atteint, et met également fin à ces évacuations, en la continuant. Il n'est aucun cas de maladie où il soit aussi nécessaire de boire de l'eau froide, et en aussi grande quantité. J'ai été témoin du traitement d'un choléra où le malade a bu trente verres d'eau dans l'espace d'une heure. Priessnitz a opéré sa guérison en trois jours.

Lorsque ces procédés ont fait tomber tous les symptômes, on place le malade dans son lit, où l'on continue de le frictionner à sec jusqu'à ce que la chaleur ait reparu dans tout le corps, que l'on finit par envelopper dans la couverture, pour le faire suer fortement. Dès que la sueur paraît, le malade doit être considéré comme guéri. A la réapparition des symptômes, on renouvelle le même procédé.

Lorsque le malade a le bonheur de transpirer, on ouvre portes et fenêtres, pour faire entrer de l'air dans la chambre, et on le laisse en cet état aussi long-temps qu'il lui plaît ; après quoi on le place dans le bain, où il se purge de toute la sueur qui couvre son corps. Pour peu qu'il lui reste de force, il doit s'en servir pour faire du mouvement en plein air : il aura soin de porter toujours une fomentation échauffante sur le ventre : l'usage de l'eau froide à l'intérieur ne doit point être suspendu : il est surtout indispensable pendant la durée du procédé sudorifique.

Dans le cas d'extrême faiblesse du malade, on doit lui faire garder un repos constant, qui aide au rétablissement des forces épuisées.

Mais si la constitution du malade est robuste, on ne ménagera pas à son égard la froidure de l'eau ; on ne craindra pas de le faire suer largement. La même énergie doit être déployée contre la maladie lorsqu'elle est arrivée au plus haut degré de gravité.

Aux premières atteintes du mal, cette méthode curative est suivie d'un succès dont la promptitude a lieu d'étonner. Il n'en est pas de même quand la maladie a été négligée dans son principe : cependant elle offre, avec de la patience et de l'intelligence, une ressource assurée.

Je terminerai ce chapitre par les remarques suivantes, que je recommande à l'attention du lecteur.

1° L'eau, soit qu'elle ait été destinée à être bue, ou à servir de bain ou d'ablutions, doit être employée immédiatement après avoir été puisée. S'il est nécessaire d'en élever la température, on y mêle un peu d'eau chaude.

2° La guérison du choléra ne pouvant être obtenue que par le rétablissement de la transpiration, cette grande fonction ne peut se ranimer elle-même qu'en rendant à l'organe de la peau l'énergie qu'il a perdue, et qu'il ne retrouvera qu'à la faveur de l'irritation que l'eau froide lui fait éprouver.

3° L'eau doit être maintenue à une température égale, propre à soutenir cette irritation salutaire : aussi doit-on avoir grand soin de renouveler l'eau du bain à mesure qu'elle se réchauffe.

4° Le malade, placé dans le bain, ne doit avoir de l'eau que jusqu'au nombril. Pour obtenir cette hauteur, on soulèvera l'extrémité antérieure de la baignoire, ce qui porte l'eau à l'extrémité opposée, où le malade est assis : ses cuisses et ses jambes, étant hors de l'eau, seront frottées énergiquement, pour y rappeler la chaleur.

5° On comprend aisément qu'un bain trop froid ne pourrait être que dangereux : à défaut de réaction, la mort pourrait s'ensuivre. On proportionnera la température au degré de force qui reste au malade.

6° Les fomentations doivent être de l'espèce échauffante.

7° Les ablutions ne doivent durer que le temps nécessaire pour rafraîchir les parties échauffées, comme elles se pratiquent après le procédé sudorifique, c'est-à-dire de trois à quatre minutes.

8° Lorsque les crampes s'emparent des extrémités inférieures, on les place dans l'eau, en y exerçant des frictions jusqu'à leur disparition.

9° Les violentes douleurs du ventre, la crampe qui s'empare de l'intestin rectum, les fréquentes évacuations alvines, demandent qu'on alterne le bain de siége avec les lavemens d'eau froide.

10° Le malade atteint du choléra doit manger peu, et toujours froid : le lait lui est interdit : il boira abondamment de l'eau.

11° La cure d'eau doit lui être continuée long-temps, tant pour évacuer les humeurs nuisibles qui pourraient être restées dans son corps, que pour restaurer ses forces.

Priessnitz a, dans son établissement, traité de suite vingt-trois malades du choléra, et les a tous guéris en peu de jours. Je ne fus point témoin de ces faits, qui m'ont été racontés ; mais le cas suivant a eu lieu pendant mon séjour à Graefenberg.

L'inspecteur d'un gros bourg appartenant à la couronne, arriva à Graefenberg, malade depuis six semaines ; doué d'une constitution robuste, il avait résisté tout ce temps aux symptômes du choléra, le vomissement excepté. Grand fut son étonnement de s'entendre conseiller avant tout de manger du lait avec du pain beurré ; ce qu'il fit chez Priessnitz même, par confiance en lui. Après ce repas il fut conduit dans sa chambre, où il trouva un bain de siége prêt, à la température de dix degrés. Autre étonnement quand, après quelques minutes, il entendit une dizaine de détonations qui lui procurèrent un grand soulagement à ses douleurs de ventre. Au sortir du bain il se coucha, après avoir placé sur le ventre une fomentation échauffante, et dormit jusqu'au lendemain · c'était le premier sommeil qu'il goûtait depuis le commencement de sa maladie. Il fit une cure complète, et retourna à son poste plein de santé. Pour dissiper le doute que l'on pourrait élever sur la nature de cette maladie, j'ajouterai le récit que le malade fit à son arrivée à

Graefenberg. Le choléra, dit-il, ravageait le bourg que j'habitais ; les habitans, terrifiés, non seulement refusaient des secours aux malades, mais encore avaient suspendu tous leurs travaux, s'attendant à mourir : croyant de mon devoir de prêcher d'exemple, je les visitais tous, et les touchais pour encourager les timorés. Cette conduite produisit l'effet que j'en attendais ; mais elle me valut le choléra, dont je fus traité immédiatement par le médecin du lieu. N'éprouvant aucun soulagement, je me rendis à Vienne, où l'on ne me guérit pas mieux. Graefenberg était ma dernière ressource ; je m'y rendis, et j'y retrouvai la santé.

Un peu plus bas je citerai un autre exemple non moins frappant.

De la constipation.

La constipation est l'incommodité la plus généralement répandue ; elle est souvent une maladie : les causes en sont multiples. Les principales sont : la vie sédentaire, la courbure en avant du corps quand on est assis, l'induration du foie, la débilité ou atonie du canal intestinal : on doit y joindre aussi l'habitude de boire trop peu.

Pour s'en guérir, il faut faire de l'exercice, boire beaucoup d'eau, porter un linge mouillé autour du bas-ventre : on y joint deux ou trois lavemens d'eau froide chaque jour, que l'on prend l'un après l'autre, si cela est nécessaire. On ne doit user que d'alimens froids, manger beaucoup de fruits, et rien de lourd et de gras. Lorsque la constipation date de plusieurs années, on joint à ce régime les bains de siége et de pieds. Les douches dirigées sur le bas-ventre corrigent l'atonie de cette région.

Des hémorrhoïdes.

Tout le monde sait que les hémorrhoïdes ne sont autre chose qu'une accumulation de sang dans les vaisseaux qui arrosent le gros intestin. Elles sont fermées ou ouvertes, c'est-à-dire qu'elles laissent échapper du sang, ou sont sèches et bornées au gonflement des veines. Il en est d'une troisième espèce, qui suintent des humeurs glaireuses.

Cette affection n'est point une maladie locale.

Elle est la partie visible d'un état maladif de
tout l'organisme, qui s'exprime par la congestion sanguine des vaisseaux du bas-ventre.

Sa cure exige le régime le plus sévère, surtout l'abstinence des épices, des boissons spiritueuses et des alimens de difficile digestion. La
cure de Graefenberg, éminemment dépurative
et fortifiante, les guérit radicalement.

Lorsque la maladie n'est encore que dans la
période de sa formation, elle cède facilement
à un régime doux, à la boisson de beaucoup
d'eau froide, auxquels on associe les fomentations sur le bas-ventre, de courts bains de
siége, et un peu du procédé sudorifique. Mais
si les hémorrhoïdes sont déjà formées et fluen-
tes, la cure doit être plus profonde et long-
temps continuée.

De fréquens bains de siége, des bains entiers et la douche, finissent par en triompher.
Le procédé sudorifique est ici indispensable
pour expulser les humeurs nuisibles, tout à la
fois cause et effet de la maladie. L'emploi de
l'eau froide à l'intérieur, isolé des autres
moyens curatifs, ne pourrait, en laissant séjourner les sucs viciés dans l'organisme, que

transformer la maladie en une autre plus grave peut-être.

J'ai vu à Graefenberg des hémorrhoïdes aveugles s'ouvrir, et disparaître peu à peu, en laissant le corps dans un parfait état de santé.

J'en appelle au témoignage de tous les hémorrhoïdaires. Que font les remèdes de la pharmacie ? Quelque peu de soulagement et jamais de guérison. Les médecins eux-mêmes sont forcés d'en convenir. Plusieurs d'entre eux, instruits de ce qui se passe à Graefenberg, recommandent et emploient eux-mêmes la cure d'eau contre cette maladie.

De l'hypochondrie et de l'hystérie.

Un désaccord du système nerveux, une sensibilité exaltée, à laquelle se joint de la paresse dans les fonctions du bas-ventre, qui donne lieu à une inquiète attention du malade à sa situation, et au mécontentement de soi-même, sont les principaux traits caractéristiques de cette maladie.

Elle demande, pour sa guérison, l'application complète du traitement, mais fait à Graefen-

berg même. Cette maladie étant autant morale
que physique, sa cure exige le concours de
l'air pur, d'une belle nature, les distractions
de la société, une complète révolution dans la
manière de vivre, toutes choses qui exercent
une grande influence sur l'esprit du malade.

Quiconque a vécu avec des hypochondriaques
a dû remarquer l'inégalité de leur appétit. Un
jour ils mangent trop, un autre jour ils ne mangent pas du tout. Le premier conseil que leur
adresse Priessnitz, est de boire beaucoup d'eau
en mangeant, pour laisser moins de place aux
alimens.

Les hypochondriaques quittent tous Graefenberg contens d'eux-mêmes. Il n'est de guérisons manquées que celles des personnes que
leur malheureuse disposition d'esprit engage à
quitter trop tôt ce lieu. Elles y deviennent assez
promptement supportables, n'y rencontrant
personne qui flatte leurs caprices, et y trouvant au contraire de nombreuses occasions de
rire elles-mêmes de leur folie. Un peintre célèbre, que je ne nommerai pas, était hypochon-
driaque au plus haut degré: il n'avait pu,

pendant quatorze mois, avoir une selle naturelle. Deux mois suffirent à sa parfaite guérison.

Des nausées et des vomissemens.

On voit fréquemment à Graefenberg se produire les nausées et le vomissement, auxquels se joint le vertige, mais comme phénomènes critiques, effets de la cure. On n'y oppose que la boisson de beaucoup d'eau froide, jusqu'à ce que ces symptômes disparaissent. Leur récidive, qui se répète quelquefois, n'exige pas d'autre remède. On y joint une abstinence sévère d'alimens de difficile digestion et un grand repos d'esprit et de corps.

Lorsque les nausées et les vomissemens sont une maladie essentielle de l'estomac, la cure complète de Graefenberg est indispensable. Le procédé sudorifique et les bains de siége y sont d'une efficacité remarquable.

Des crampes d'estomac.

La crampe d'estomac est presque toujours un produit des vices du régime. Elle peut être

aussi occasionée par les maladies de peau ré-
percutées, ou par un vice organique de l'estomac. Ce vice est ordinairement cancéreux, et
ne laisse presque point d'espoir de guérison.

Il se présenta chez Priessnitz un semblable
malade, dont il refusa de se charger, le regar-
dant comme incurable. Outre de violentes douleurs d'estomac, il avait la gorge, tout l'intérieur de la bouche et plusieurs parties du corps
couverts d'une éruption croûteuse et constamment sèche, qu'il humectait fréquemment, pour
se soulager, avec une bouillie de gruau au lait
qu'il portait sur lui dans un petit sac de cuir, et
dont il composait toute sa nourriture.

Les personnes attaquées de crampes d'estomac ne doivent user que de nourriture froide,
porter constamment une fomentation sur l'estomac, suer tous les jours, prendre deux ou
trois bains de siége, et boire en abondance de
l'eau froide, surtout dans les accès de la maladie. Elles doivent soigneusement éviter les boissons chaudes, ainsi que les affections tristes de
l'âme.

Un conseiller de justice souffrait depuis quatorze ans d'une violente crampe d'estomac. Il

lui fut conseillé dans le paroxysme de boire de l'eau froide jusqu'à produire le vomissement. Le paroxysme en fut augmenté, mais ne revint plus.

Des coliques, ou maux de ventre.

Elles cèdent toujours à l'usage des bains de siége , aux fomentations autour du ventre, et à l'eau froide prise en abondance , fussent-elles même de nature rhumatismale.

Inflammation du bas-ventre.

Le malade attaqué d'une inflammation de bas-ventre prendra de suite un bain de siége peu profond , et y restera plus ou moins long-temps, suivant le degré de la maladie. L'eau de ce bain doit être à la température de 12 à 15 degrés. Au sortir de ce bain , on l'enveloppe dans un drap mouillé, après lui avoir placé une fomentation froide sur le ventre. On renou-velle cet emmaillotement dans le drap mouillé très-souvent, et jusqu'à douze fois par jour. Chaque fois que le malade en sort , on lui fait des lotions froides sur tout le corps, et on l'enveloppe de nouveau. La fomentation ventrale est renouvelée autant de fois. Durant ces procédés, le malade boit de l'eau froide souvent et en petite quantité.

Si l'on a affaire à des personnes faibles, à des femmes, à des enfans, l'eau des bains et des lotions sera toujours à la température de 12 à 15 degrés.

Hémorrhagies.

L'hémorrhagie occasionée par une lésion des parties molles, demande le secours d'un bandage méthodique, qu'un chirurgien peut seul placer. En attendant son arrivée, on arrêtera ou l'on modérera la perte du sang avec de l'eau froide et même de la glace. Celle qui provient de la faiblesse de quelques vaisseaux et de congestions sanguines dans les organes affaiblis, réclame l'application de compresses humectées d'eau froide, qui en est le meilleur remède.

Hémorrhagie nasale.

On arrête le saignement de nez en se lavant le cou et la nuque avec de l'eau froide, en appliquant une fomentation froide sur le ventre, et en prenant un bain de pieds à l'eau froide. On peut, si cela est nécessaire, prendre un bain de siége et faire des lotions sur le corps avec l'eau fraiche. On réussit souvent aussi à arrêter cette hémorrhagie, en plaçant des compresses trempées dans l'eau froide sur les parties génitales.

Vomissement et crachement de sang.

L'hémorrhagie de ces deux organes peut se déclarer chez les hémorrhoïdaires. Alors, que l'on fasse ou non la cure, on ne doit plus prendre de bains généraux, mais seulement le bain de siége, et placer des fomentations froides sur la poitrine ou l'estomac, éviter toute espèce d'irritation et observer un repos absolu de corps et d'esprit. Une abondante boisson d'eau froide est indispensable. L'hémorrhagie du poumon, effet de la phthisie pulmonaire, n'est point du ressort de la cure d'eau. Il est superflu de dire qu'une grande sobriété et l'abstinence de toute boisson échauffante doivent accompagner ce traitement.

Pissement de sang.

L'hémorrhagie de la vessie, causée par une lésion des reins, est presque toujours mortelle. Celle qui provient des hémorrhoïdes déplacées admet la guérison. Les fomentations stimulantes sur le bas ventre, les bains de siége et le procédé sudorifique mitigé sont, avec la boisson de l'eau froide, les remèdes de cette maladie.

Ténesme de la vessie.

Les mêmes moyens doivent être employés contre cette maladie. Un auteur a écrit que le ténesme de la vessie peut être un effet du bain de siége. Priessnitz n'en a point encore vu d'exemple depuis vingt-cinq ans.

14.

Hémorrhagie utérine.

Dans l'hémorrhagie de matrice, on applique sur le bas-ventre des fomentations rafraîchissantes, et, si elles ne suffisent pas, on fait dans la matrice des injections d'eau froide. On joint à ces deux moyens une abondante boisson d'eau froide.

Menstruation irrégulière. Suppression des règles.

On rétablit l'ordre dans cette importante fonction par un procédé sudorifique modéré, des lotions générales avec l'eau froide, des bains de siége et de pieds à l'eau froide, beaucoup d'exercice, et la boisson d'eau froide. Les cas de cette maladie, où la cure de Graefenberg a rendu de grands services, sont innombrables.

De la grossesse.

L'expérience a démontré l'utilité des lotions

froides et de l'exercice en plein air dans l'état de grossesse. On doit y associer une nourriture simple et la boisson d'eau froide. Le vin, le café, les liqueurs et surtout les remèdes avec lesquels on veut apaiser les incommodités des premiers mois de la grossesse, sont plus nuisibles qu'utiles. Madame Priessnitz a coutume, dans les dernières six semaines de la grossesse, de prendre chaque jour un bain froid. Elle doit à cette pratique le bonheur d'un accouchement prompt et facile, et de se rétablir très-vite.

Lorsqu'après l'accouchement, l'arrière-faix refuse de sortir, les fomentations froides sur le bas-ventre en assurent l'expulsion, sans avoir jamais de suites fâcheuses.

Les flueurs blanches.

Elles trouvent une guérison certaine dans la méthode curative de Graefenberg. Les bains de siége en font presque tous les frais. Cette maladie doit le plus souvent naissance aux vices de l'éducation, à trop de mollesse dans le genre de vie, à une vie trop sédentaire, que n'interrompt point l'exercice. Le traitement des flueurs blanches, pour être efficace, doit être secondé par l'usage des lotions froides et beaucoup de mouvement.

Pollutions, perte de la liqueur séminale.

Leurs causes sont : l'onanisme, l'abus des plaisirs de l'amour, l'emploi des substances aphrodisiaques propres à exciter l'appétit vénérien. L'excès des études chez les constitutions faibles peut produire cette maladie.

L'eau est le moyen de guérison le plus assuré, si toutefois il n'est pas l'unique. On lui peut associer le procédé sudorifique, si l'on soupçonne que l'excitation du système génital est causée par la présence d'une acrimonie dans le sang. Autrement les bains de siége, les bains généraux, de fréquentes lotions de tout le corps, suffisent pour en opérer la guérison. On fera bien d'y associer les douches et l'arrosement de tout le corps avec l'eau froide, que l'on répétera deux ou trois fois par jour. La douche doit frapper surtout l'épine du dos. La même répétition doit avoir lieu pour les bains de siége , qu'il ne faut pas prendre avant de se coucher, dans la crainte qu'ils ne provoquent les érections. Il n'en est pas de même des arrosemens, qui peuvent précéder immédiatement le coucher. On se trouvera également bien de placer en se couchant une fomentation froide sur le derrière de la tête et la nuque.

Une nourriture simple, rafraîchissante , est de rigueur. Le lait , les fruits, un pain léger doivent la composer en grande partie. On évitera soigneusement toute irritation physique ou morale, de la nature de celles qui sollicitent le spasme vénérien. Tout commerce avec les femmes voluptueuses est interdit. On ne doit se permettre que des lectures sérieuses. L'on peut se nourrir légèrement dans le jour, mais il faut s'abstenir de souper, comme aussi de boire beaucoup avant de se coucher. Il est d'expérience que la digestion nocturne et la plénitude de la vessie provoquent les érections.

Je n'ai vu à Graefenberg que deux exemples de cette maladie. Le premier malade en guérit parfaitement ; le second, jeune homme aussi estimable qu'aimable , fit la cure entière sans le moindre succès. Il portait le zèle jusqu'à se faire éveiller trois fois dans la nuit pour prendre des bains de siége. Tout fut inutile. Priessnitz, ainsi que plusieurs médecins qui se trouvaient à Graefenberg, lui conseillèrent, **comme dernière ressource**, de se marier. Le conseil était fondé sur l'ignorance des plaisirs de l'amour, le jeune homme, à l'âge de vingt-six ans, n'ayant point encore connu les femmes. Il ignorait également l'onanisme. La maladie provenait de l'excès dans l'étude.

Faiblesse des nerfs.

Voici une maladie dont la guérison est rarement l'ouvrage de la médecine, et qu'à Graefenberg on guérit avec certitude et célérité, quelles qu'en soient les causes. Les lotions froides, les bains et la douche en triomphent toujours ; le procédé sudorifique n'y est pas absolument indispensable, et lorsqu'il y est appliqué, c'est avec une grande modération. Il faut associer à ces moyens l'exercice en plein air et une nourriture substantielle prise toujours froide.

Un lieutenant avait les nerfs si irritables,

que le plus léger bruit, l'aboiement d'un chien, une détonation d'arme à feu le jetaient dans un tel mal de tête, qu'il en perdait connaissance. On le soulageait avec des bains de pieds chauds. Lassé de souffrir, il vint à Graefenberg, sua légèrement, prit chaque jour deux grands bains, des bains de tête et d'autres de siége, comme moyens révulsifs. Son traitement ne dura que trois semaines, après lesquelles il se remit en voyage, laissant à Graefenberg ses maux de nerfs. Il avait l'intention, disait-il, de continuer sa cure à la maison. Priessnitz, approuvant sa résolution, y joignit le conseil de se promener beaucoup dans les montagnes et de monter souvent à cheval, pour se fortifier et s'endurcir à la fatigue.

Un autre malade apporta à Graefenberg un tremblement des extrémités supérieures à la suite d'excès de boissons spiritueuses, excès qui avaient produit déjà plusieurs maladies graves. Il s'en retourna chez lui radicalement guéri, après deux mois de traitement. La transition du vin à l'eau ne fut suivie d'aucun accident.

De la somnolence.

La somnolence, sujette à de fréquens retours, est souvent le produit d'une mauvaise digestion, surtout de la surcharge de l'estomac. On y remédie avec de la modération dans le boire et le manger. A son apparition, il faut s'appliquer une fomentation froide sur le bas-ventre, prendre journellement deux lavemens d'eau froide, et boire beaucoup d'eau fraîche, surtout le matin avant de sortir du lit. On se baigne, on fait des ablutions sur tout le corps, et l'on prend un bain de tête, après lequel on sèche et frictionne vivement cette région. Il est bon de répéter ce bain de tête et la friction avant de se coucher. Après le repas, au lieu de rester chez soi, on prend un peu d'exercice, qui éloigne le sommeil.

De l'insomnie.

La sobriété à table, beaucoup d'exercice en plein air et des lotions avec l'eau froide, sont les remèdes les plus efficaces de cette espèce d'incommodité. Les lotions doivent être faites avant le coucher. Elles ont plus d'efficacité que les bains. L'insomnie des enfans cède sûrement à leur emmaillotement dans un drap mouillé.

De l'épilepsie.

Priessnitz n'entreprend point la cure de cette maladie. Il croit seulement que les bains froids et une abondante boisson d'eau fraîche peuvent y apporter quelque soulagement.

Du spasme tonique. Tétanos.

Un jeune théologien, après avoir éprouvé quelques uns des symptômes du choléra, fut atteint à Graefenberg du tétanos. Priessnitz, à qui cette maladie était inconnue, adressa le malade à un des médecins de Freywaldau ; celui-ci fit appliquer sur différentes parties du corps des sinapismes, qui ne produisirent aucune impression sur la peau. Le mal empira, les mâchoires se serrèrent tellement que le malade ne pouvait rien prendre. Son médecin, qui le regardait comme perdu, ayant appris

15

que Priessnitz conservait de l'espoir , lui proposa , en preuve de la justesse de son jugement, de parier ses propriétés contre les siennes. *Je ne parie pas , répondit Priessnitz, sur la vie d'un homme.* Après ce noble refus , il se mit à l'œuvre. Il fit placer le malade dans un bain de siége , où il resta deux heures , pendant lesquelles on le frotta avec de l'eau froide , puis dans son lit pendant deux autres heures , et on répéta cette manipulation toute la nuit , jusqu'à ce que le malade reprît sa respiration. Le lendemain il ouvrit les yeux et fut en état de se tenir debout pendant quelques minutes dans le bain où il fut porté , mais sans pouvoir reconnaître personne. On le soutint dans cette position , pour lui appliquer de fortes douches avec la pompe à feu , après quoi on le replaca dans son lit, où quelques heures plus tard il reprit tous ses sens. Il put marcher le troisième jour, et le quatrième être considéré comme guéri. On vit ce jour même arriver sa mère qui venait recueillir sa dépouille , le médecin de Freywaldau lui ayant annoncé la mort inévitable de son fils.

J'ai eu maintes fois à Graefenberg l'occasion

de voir de légères crampes en différentes parties du corps enlevées avec promptitude par les frictions d'eau froide sur les membres. Une de mes connaissances, pour être restée trop long-temps dans un bain froid, et s'être fait doucher trop fortement la tête afin d'en dissiper les congestions, fut saisie d'une crampe qui se déclara à la nuque et s'étendit sur tout le corps, dont elle suspendit le mouvement. Priessnitz, promptement appelé, fit, sans montrer aucun étonnement, frotter le malade avec l'eau froide. Une demi-heure après, il était à la table commune, où il dîna de bon appétit.

Congestions sanguines.

Elles se montrent ordinairement à la tête, et débutent après le repas, les boissons chaudes et stimulantes, comme aussi à la suite des fortes émotions de l'âme.

Les personnes qui y sont sujettes doivent s'abstenir de boissons et alimens de nature échauffante, manger modérément, boire à table beaucoup d'eau, faire un léger exercice après le repas, éviter les fortes contentions d'esprit, ainsi que toute irritation physique et morale.

Tout travail de tête à la suite des repas leur est contraire. Elles associeront à ce régime l'usage de l'eau fraîche en boisson , en clystères et en bains de siége, où elles doivent passer au moins une heure , ne négligeant pas les fomentations froides sur la tête. Les fomentations froides sur les parties souffrantes doivent être énergiques et souvent répétées , pour resserrer les vaisseaux trop lâches et donner du ton aux organes affaiblis. Souvent il suffit d'un bain de pieds pour délivrer la tête , sur laquelle on applique une fomentation. La cure de cette maladie exclut le procédé sudorifique , dont l'effet serait d'augmenter l'afflux du sang vers la tête.

Des maux de tête.

Lorsque les maux de tête ne viennent point de congestions sanguines, ils sont de nature nerveuse ou rhumatismale. Ils cèdent presque toujours à un bain de pieds, aidé d'une fomentation sur la tête. On doit rester une heure dans le bain , et faire, après en être sorti, de l'exercice en plein air. Si les maux de tête sont sujets à retour , il faut recourir au procédé sudorifique et aux ablutions froides. Pour suer, il faut donner la préférence au drap mouillé, qui calme la douleur.

J'ai vu à Graefenberg et ailleurs plusieurs maux de tête violens et qui duraient toute une jonrnée, céder à un bain de pieds de la durée d'une heure. Il ne faut pas oublier de boire beaucoup d'eau.

Tic douloureux.

Voilà une de ces maladies qui font le désespoir, non seulement du malade, mais encore du médecin. Les hommes de l'art lui donnent pour cause un désaccord dans le système nerveux, d'où résulte l'exaltation de la sensibilité et de l'irritabilité. Il en est pourtant qui la supposent dans les humeurs, lesquelles, suivant eux, doivent renfermer une acrimonie capable d'irriter les nerfs et de produire les douleurs atroces qui caractérisent le mal. L'une et l'autre opinion me paraissent fondées. Je crois néanmoins que la première a plus de vérité, en tant qu'elle commence la maladie, à laquelle les humeurs viennent ensuite joindre leur acrimonie. Il est cependant un tic douloureux qui doit être purement nerveux. C'est celui où la cure d'eau

15.

est aussi inefficace que toute autre méthode curative , tandis que celui qui est humoral trouve
sa guérison à Graefenberg. Je parle ici avec
une parfaite connaissance de cette maladie, en
ayant souffert pendant l'espace de trois ans, et
l'ayant observée sur un grand nombre de malades. Huit mois de traitement pratiqué avec
persévérance m'en ont délivré ; tous les remèdes de la médecine avaient échoué.

Goutte et rhumatisme.

La goutte porte différens noms tirés des lieux
qu'elle occupe. Ainsi on la nomme chiragre
lorsqu'elle attaque les mains , podagre lorsqu'elle occupe les pieds , et gonagre quand elle
a son siége dans les genoux.

On la croit causée par une acrimonie subtile,
fugitive , que les uns supposent être un composé de chaux et de phosphore , d'autres de
l'acide de l'urine , laquelle acrimonie voyage
avec le sang dans toutes les parties du corps, et
occasione d'épouvantables douleurs partout où
elle se dépose. Son siége de prédilection est le
système articulaire. Les concrétions qu'on y
rencontre sont vraiment de nature calcaire ,

comme le démontrent le sédiment de l'urine des goutteux et les linges dans lesquels les malades suent à Graefenberg, car ils y laissent des traces de chaux, ainsi que dans les abcès qui leur surviennent comme dépôts critiques renfermant la matière arthritique.

Les médecins anciens ont appelé la goutte la fille de Bacchus et de Vénus. En effet, les personnes vouées au culte de ces deux divinités en offrent les plus nombreux exemples.

Ils obéissent en cela à leur sensualité et au conseil que leur donne la médecine de boire chaque jour un verre d'exellent vin pour soutenir leur estomac, et prévenir la transmigration de l'humeur goutteuse sur cet organe. A ces causes principales, il faut joindre l'abus des forces morales et physiques, les refroidissemens, les chagrins soutenus, une mauvaise nourriture et l'intempérance dans le boire. Enfin il ne faut pas oublier le mercure, dont la médecine fait aujourd'hui un fréquent usage dans le traitement des maladies de l'enfance.

Depuis que j'ai subi la cure d'eau, je regarde tout traitement médical de la goutte comme un acte de démence. La médecine n'est d'aucun secours dans cette maladie, bien qu'elle y apporte quelque soulagement. Elle nuit essentiellement, en ce que ses remèdes, qui produisent presque toujours des évacuations par le haut et par le bas, troublent les organes de la digestion, les affaiblissent, et favorisentainsi la formation d'une plus grande quantité de mauvais sucs.

Je déclare avec une entière connaissance de cause et une conviction profonde fondée sur des faits nombreux et notoires, que le procédé sudorifique et l'eau froide sont les seuls moyens de guérir cette maladie.

Les bains chauds, ceux de vapeurs, secondés des remèdes de la médecine, peuvent à la vérité produire la transpiration, mais ils sont affaiblissans, et bien peu de constitutions peuvent les supporter. On se rappelle le procédé de Cadet de Vaux, qui portait à quarante-huit verres la quantité d'eau chaude que les goutteux devaient boire (1). Que produisait-il? le dessèchement du corps par une perte immense de sucs, la dégradation des constitutions les plus

---

(1) *Dict. de matière médicale et de thérapeutique*, par Mérat et De Lens, Paris, 1831, tom. III, p. 8.

robustes, et des maladies plus graves que la goutte même.

La méthode curative de Priessnitz réunit tous les avantages de la cure d'eau chaude, sans en avoir les inconvéniens. Elle attaque et soulève, comme la première, les sucs viciés, et les expulse de l'organisme, mais en fortifiant l'organisme, en l'endurcissant, en rétablissant les fonctions digestives, que la cure d'eau chaude ruine complétement. A la vérité, la cure de Graefenberg commande une constance à toute épreuve et une persévérance proportionnée à l'ancienneté du mal. Les goutteux que la médecine n'a point encore touchés sont ceux que Priessnitz guérit le plus promptement, quelle que soit la violence de la maladie. Je lui ai entendu dire que huit à dix semaines suffisent à leur guérison radicale. La raison en est sans doute dans le bon état des forces digestives, que les remèdes n'ont point altérées, par conséquent dans l'absence ou tout au moins dans la formation d'une quantité moindre de sucs viciés..

Quelle qu'en soit la raison, il est bien certain que le maintien des organes digestifs dans leur état normal est ce qui importe le plus à la santé

comme à la maladie. Ce n'est pas avec des vomitifs et des purgatifs, ce n'est pas avec du
mercure, des eaux amères et minérales dont ils
sont si prodigues, que les médecins conserve-
ront l'intégrité des organes de la digestion. Ils
ferment les yeux sur les suites funestes de cette
pratique débilitante. La science dont ils sont
hérissés, l'attachement à leur système, peut-
être un peu de charlatanisme ne leur permettent pas d'observer sérieusement et sans préjugés, et d'essayer des innovations sorties d'une
tête que ne décore point le bonnet doctoral. La
vérité a beau proclamer ses miracles, exhiber
ses preuves, on se bouche les oreilles pour ne
point l'entendre, et l'on continue à marcher
dans l'ornière tracée par la routine.

Si l'on veut en apprendre davantage sur ce
chapitre, il faut aller à Graefenberg.

La guérison de la goutte exige l'application
de la cure dans toute son étendue. Elle doit
porter son action sur la totalité de l'organisme,
avant qu'il soit permis de s'occuper des parties
souffrantes. La première indication à remplir
est de faire cesser, par le procédé sudorifique
et les bains, cette irritabilité excessive de la

peau, qui est la source de beaucoup de paroxysmes douloureux, en y associant l'exercice au grand air. Peu à peu les goutteux doivent quitter les vêtemens de laine qu'ils ont
l'habitude de porter sur la peau, ce qu'ils peuvent, dans la saison de l'été, exécuter dès le
cinquième jour de la cure, en hiver un peu plus
tard, et toujours sans le moindre inconvénient.
Lorsque le malade n'est point trop affaibli, il
peut aller de suite à la douche, dont il frap-
pera également toutes les régions du corps ;
mais il n'y demeurera que quelques minutes.
Ce n'est que lorsqu'il est parvenu à la soutenir
facilement qu'il doit y exposer les parties souffrantes, pour mettre en mouvement les humeurs qui y sont logées. L'application d'un
procédé sudorifique puissant est de la plus
grande importance pour les goutteux, surtout
pour ceux qui ont pris beaucoup de remèdes.
Lorsqu'ils sont enveloppés dans la couverture
de laine, ils doivent tenir appliquées sur les
parties souffrantes des fomentations de l'espèce
échauffante, et les renouveler suivant le procédé que j'ai indiqué. Il est rare qu'il se passe
plus de quatre à cinq semaines sous l'influence

de ce traitement, sans que la crise éclate, je veux dire sans que les goutteux soient atteints d'éruptions et d'abcès.

A l'apparition de la crise, le malade doit redoubler de prudence. La douche doit être modérée, pour ne point donner lieu à l'augmentation de la crise. Le procédé sudorifique doit être également mitigé, le séjour dans le bain plus court, et il faut souvent se contenter de prendre des bains de siége et de pieds, pour peu qu'on soit sujet aux congestions à la tête, ou que la goutte ait son siége dans cette région. Lorsque la crise a trop d'intensité, on se borne à se faire envelopper dans le drap mouillé et aux ablutions d'eau froide. Au sortir du drap, on évite de faire usage du bain. En mitigeant ainsi la cure, on la continue, sauf le cas où l'irritation monterait jusqu'au degré du danger, dans lequel cas on la suspendrait, à l'exception de la fomentation générale, que l'on renouvelle jour et nuit, et des bains de siége, qui suffisent pour rétablir le calme.

Je ne dois pas oublier de prévenir les goutteux qu'ils doivent, pendant toute la durée de cette cure, boire beaucoup d'eau. Ce liquide, pris en abondance, atténue les humeurs et favorise la transpiration. On y joindra tout l'exercice que l'on pourra faire. L'équitation peut remplacer la marche ; la voiture peut suppléer l'une et l'autre, dans le cas d'impossibilité. Mais, dût-on rester chez soi, il ne faut pas se relâcher sur la boisson d'eau froide ; je citerai plus loin l'exemple d'une goutte logée à la tête, guérie par le seul usage de l'eau, joint aux ablutions, bien que le malade fût dans l'impuissance de sortir de sa chambre.

Il est beaucoup de goutteux chez lesquels la maladie ne se borne pas à attaquer certaines localités, mais elle se manifeste dans la totalité du corps. Lorsqu'elle a son siége dans les régions supérieures, on insistera sur les bains de pieds, afin de l'attirer vers les extrémités inférieures, n'oubliant pas de fomenter les lieux où elle siége, pour l'ébranler et la mettre en mouvement. Ces bains doivent être pris tous les jours, et durer au moins trois quarts d'heure.

Il est bien plus commun de voir la goutte affecter les extrémités inférieures. Les pieds en sont le plus souvent le siége. Le bain de pieds y apporte un secours prompt et puissant. Il ne faut pas que l'eau du bain monte au dessus des chevilles. La sœur d'un de mes amis , habitant les environs de Tœplitz , souffrait depuis long-temps de douleurs dans l'articulation du pied avec la jambe. Elle prit beaucoup de remèdes, puis les bains de Tœplitz, sans le moindre succès. Sa maladie même s'accrut, au point qu'elle cessa de pouvoir marcher. Arrive un paroxysme violent dans lequel elle imagina de faire usage de l'eau froide. Le premier bain de pied lui rendit la faculté de marcher. Encouragée par ce succès, elle le renouvela, et fut en quelques jours délivrée complétement de son mal. Je l'ai vue deux ans plus tard, et lui ai entendu dire qu'elle ne conservait pas la plus légère trace de sa maladie.

Lorsque la goutte se fixe sur la hanche et toute une extrémité inférieure, elle se nomme *sciatique.*

Les bains de siége sont efficaces. Alors on ne doit pas s'effrayer de les voir augmenter la douleur. Cette aggravation est le signe du mouvement imprimé à l'humeur arthritique. On la soulève davantage encore en appliquant la douche à la partie souffrante ; l'humeur finit par descendre aux pieds, où l'attirent sûrement les bains de pieds , que l'on doit alterner avec les bains de siége.

Il est important d'appliquer vivement la douche aux parties du corps qui sont le siége de la goutte , et d'y tenir constamment appliquées des fomentations. Il ne l'est pas moins de les frotter vigoureusement dans le bain avec l'eau froide , ainsi qu'avec la main sèche , lorsque l'on est placé dans la couverture pour y transpirer. Ces frictions soulèvent et déplacent l'humeur morbifique. La tête est la seule région qu'il n'est point permis de soumettre à la douche. On se contentera d'y faire des fomentations, sur les tempes surtout, où les douleurs se font le plus vivement sentir , et de prendre journellement des bains de siége et de pieds , afin de dériver les humeurs vers les extrémités inférieures. Le procédé sudorifique doit aussi , dans ce cas , avoir moins de durée.

Je dois faire connaître ici le traitement du tic douloureux , qui n'est autre chose qu'une forme de la goutte. C'est ma propre histoire que je vais raconter :

J'ai dit qu'on ne peut employer la douche sur

la tête affectée de douleurs arthritiques. Le premier moyen est d'arroser tout le corps avec de l'eau froide. S'il est insuffisant, on a recours au bain de siége, dans lequel on doit rester deux heures; on boit beaucoup d'eau, et on passe du bain de siége dans un bain de pieds. Cette pratique suffit souvent pour mettre fin au paroxysme. Si cependant il n'a point cessé, on place une fomentation autour de la tête, et l'on prend de l'exercice dans un lieu dont la température soit basse. Il est rare que la douleur ne cède pas au bout de quelques heures.

La douleur vaincue, on garde le repos pendant quelques jours et l'on s'abstient du procédé sudorifique. Le mieux est de garder le lit, pour y transpirer doucement. Pendant les jours de relâche, on alterne les bains de siége et les bains de pieds, et l'on renouvelle souvent la fomentation appliquée sur les parties souffrantes de la face, n'oubliant point de boire de l'eau fraîche en abondance. Il est essentiel, après chaque bain, de prendre de l'exercice, toujours dans un air froid, la tête nue, à l'exception des parties couvertes par la fomentation, et de bien abriter le reste du corps. Pour

peu que l'on se croie en état de transpirer doucement, on le tentera, avec le soin de ne point
entrer dans le bain après avoir sué, et de se
borner à des lotions de tout le corps.

Tel est le traitement que j'ai opposé à l'é-
pouvantable tic nerveux qui m'avait presque
réduit au désespoir ; et il en a triomphé. Il
faut, j'en conviens, une volonté bien ferme
pour exécuter toutes ces manœuvres au milieu
de l'exaltation qui accompagne la maladie.
Mais de quoi n'est pas capable l'homme qui
souffre, lorsqu'il a la ferme volonté de vivre ?
Celui qui est atteint de cette affreuse maladie
ne saurait trop tôt recourir aux ablutions et
aux bains de siége. Le paroxysme en est toujours abrégé, souvent même étouffé à son début. Ce traitement a cela d'avantageux, qu'il
permet, le lendemain, le jour même, de s'exposer à l'air frais, sans courir le risque d'une
récidive, avantage qui n'appartient à aucun
autre traitement.

Dans l'intervalle des paroxysmes, les personnes affectées de douleurs arthritiques à la
tête feront bien d'user des bains propres à cette
région, pour mettre en mouvement l'humeur

goutteuse et en dégager la tête, ce qui arrive ordinairement sous la forme d'un abcès dans l'oreille. Quelque vive que soit la douleur que cause cet abcès, elles doivent insister sur les bains de tête, et ne pas négliger la fomentation sur la partie de la face qui est le siége du mal. Son ouverture est suivie d'un grand soulagement. S'il refuse de s'ouvrir, c'est que l'humeur en a été expulsée par les sueurs.

Les bains de tête ne doivent être employés que lorsque la cure a déjà exercé une influence sur tout l'organisme, si l'on veut éviter une trop vive réaction dans les organes nobles. Quant à la douleur causée par la formation de l'abcès que déterminent les bains de tête, elle diffère essentiellement de celle qui caractérise le tic nerveux. Elle a beaucoup moins d'acuité, bien qu'elle trouble le sommeil de quelques nuits. Elle est plus lancinante que déchirante, fatigue les dents et les tempes, et se rapporte toujours à l'oreille.

Je ne terminerai pas ce chapitre de la goutte fixée à la tête sans avertir le malade que la stricte observation du régime de vie de Graefenberg est pour lui plus encore que pour tout autre un devoir rigoureux. Le travail de l'esprit ne peut être que préjudiciable au corps, si vivement secoué par le procédé sudorifique ; la contention de l'âme ajouterait encore à l'état général d'irritation. J'ai déjà dit que ce procédé devait être mitigé, j'ajouterai qu'il est mieux de ne suer que de deux jours l'un. Mais comment, dira-t-on, résister à l'ennui d'un pareil désœuvrement? Je répondrai en demandant si toute autre voie de guérison serait moins longue et plus efficace. Il est une source où l'on peut puiser du courage ; c'est dans la sentence des écoles de médecine : *La goutte*, ont-elles dit, *est une maladie incurable.*

Tout ce que j'ai dit de la goutte et de son traitement peut s'appliquer au rhumatisme, dont la ressemblance avec la goutte est si grande, qu'on lui suppose la même origine, et que souvent on confond l'un avec l'autre ; aussi le traitement est-il le même ; d'abondantes sueurs, la douche snr les parties qui sont affectées et sur lesquelles on place des fomentations, en composent le traitement (1).

____

(1) Pour l'exposition d'une nouvelle doctrine l'on peut

Le lecteur sera sans doute bien aise de lire le récit de quelques unes des guérisons de la goutte que j'ai vu opérer sous mes yeux à Graefenberg.

Un conseiller du gouvernement souffrait depuis six années d'une goutte qui, après avoir affecté différente parties du corps, finit par se fixer sur les pieds, qui en furent gonflés, avec une rougeur remarquable. Des bains de pieds dans une décoction chaude de plantes, aggravèrent tellement les douleurs que le malade, réduit au désespoir, chercha du soulagement dans l'eau fraîche. Répétés plusieurs fois, ces bains froids firent en quelques jours disparaître le gonflement et la douleur. Frappé de cet heureux effet de l'eau froide, le malade se rendit à Graefenberg, où Priessnitz lui fit subir la cure : âgé de soixante-cinq ans, il avait besoin de beaucoup de ménagemens ; aussi ne sua-t-il que dans le drap mouillé, et la douche lui fut épargnée. Il fit toutes les autres parties de la

consulter l'important ouvrage de M. le professeur Bouillaud, *Traité clinique du rhumatisme*. Paris, 1840, in-8.

cure, et partit radicalement guéri au bout de deux mois.

Un ecclésiastique apporta la goutte à Graefenberg ; elle siégeait dans les pieds et dans les mains, dont le malade ne pouvait se servir. Pendant la seconde semaine de la cure, parurent des abcès, signe de la rapidité avec laquelle elle se terminerait. Mais des raisons importantes ayant obligé le malade, dans la sixième semaine, époque de la crise, à retourner chez lui, il partit avec ces abcès, et continua sa cure, qui fut terminée après six semaines. Non seulement il fut délivré de sa goutte, mais encore d'un asthme dont il souffrait depuis long-temps.

Une petite fille, âgée de sept ans, souffrait depuis un an de la poitrine. Après un traitement médical dont la malade ne retira aucun soulagement, ses parens la conduisirent à Graefenberg. Priessnitz, ayant reconnu un rhumatisme, la soumit à sa cure, et lui fit porter une fomentation froide sur la poitrine ; il en résulta la fièvre et une aggravation de la douleur.

L'enfant fut enveloppée dans le drap mouillé, que l'on changeait plusieurs fois par jour. Chaque fois qu'elle en sortait, elle était lotionnée avec de l'eau à la température de 15 degrés de chaleur. Effrayés de cet état fébrile, qui dura dix jours, les parens se rappelèrent que le médecin qui les avait envoyés à Graefenberg leur avait recommandé de cesser la cure, aussitôt qu'ils s'apercevraient d'une augmentation du mal. Ils résolurent donc de ramener leur enfant à la maison. Pour exécuter ce voyage, il fallut chercher à quelque distance un voiturier. Pendant les deux jours qu'ils employèrent à cette recherche, la crise s'acheva, et l'enfant se trouva si bien qu'à leur retour les parens la trouvèrent jouant et sautant dans une prairie. La cure, continuée quelques semaines encore, rendit la petite malade à une santé parfaite.

Un ecclésiastique, appelé pour un baptême à quelque lieues de chez lui, en revint avec un refroidissement et un estomac qu'il avait surchargé d'alimens. Il fut saisi le jour même de douleurs rhumatismales qui occupaient le dos et les bras. Cet état dura un an, sans que les médecins pussent le guérir; il se détermina à venir à Graefenberg, où, après avoir bu, sué et s'être baigné pendant trois semaines, il éprouva sur tout le corps une éruption qui le délivra de ses douleurs. La continuation de la cure mit fin à l'éruption, ainsi qu'à une difficulté de respirer qui était compliquée avec son rhumatisme.

Des douleurs arthritiques forcèrent, après vingt-six ans de souffrances, un major de cavalerie à quitter le service. Ayant essayé chez lui la cure d'eau, il s'en trouva si bien, qu'il se détermina à se rendre à Graefenberg. Il fallut quinze mois pour le rétablir; mais il le fut si complétement, qu'il rentra au service actif de l'armée.

Un médecin souffrait depuis cinq années d'une goutte sciatique à la jambe gauche, qui en était toute gonflée et toute noire. Il vint à Graefenberg, où il eut, après trois mois de traitement, une si grande quantité d'abcès, qu'il cessa de pouvoir marcher. Ces abcès se fermèrent enfin, et laissèrent le malade dans un état de santé parfaite.

Après un refroidissement éprouvé à la sortie du théâtre, une personne fut tout à coup privée des sens de l'odorat et du goût. La cure de Graefenberg les lui rendit au bout de quatre mois, au prix d'un abcès à la tête, qui s'ouvrit dans une oreille.

Quelques jours avant mon arrivée à Graefenberg venait d'être terminée la cure d'une surdité par un semblable abcès dans l'oreille. Neuf mois furent employés à la guérison de ce mal opiniâtre. Le malade guéri a, par reconnaissance, écrit un ouvrage sur la méthode curative de Graefenberg.

De l'ophthalmie, ou inflammation des yeux.

L'inflammation des yeux, presque toujours catarrhale, ou rhumatismale, n'exige pas d'autre traitement que celui du rhumatisme et de la goutte. Je n'en ai point vu d'aiguës ; toutes étaient chroniques.

Au traitement du rhumatisme qui convient à cette affection, Priessnitz ajoute les bains d'yeux et a douche reçue dans les mains jointes, où l'eau qui descend de très-haut rejaillit jusque dans les yeux. Les bains de tête y sont également indispensables, ainsi que les fomentation appliquées sur ces organes. L'ophthalmie chronique est de toutes les maladies qui sont du ressort de la cure de Graefenberg, la plus opiniâtre, celle qui demande le plus long traitement.

Un capitaine, atteint de cette maladie, ressentit, après plusieurs bains de tête, dans lesquels il passait trois quarts d'heure, une douleur lancinante dans la tête, accompagnée de l'enflure des oreilles. On s'attendait à un abcès dans l'un de ces organes, lorsque la douleur fit place à un dépôt purulent qui se forma dans l'épaisseur de la joue, et les yeux se trouvèrent rétablis.

Un autre ophthalmique apporta à Graefenberg une exfoliation de la cornée. A l'application totale de la cure Priessnitz joignit les bains, à la suite de chacun desquels le malade devait fixer la lumière, puis de suite replonger les yeux dans l'eau fraîche. Cet homme, qui n'y voyait pas du tout, quitta Graefenberg, pouvant lire avec le secours de conserves.

Un troisième présenta un cas de cécité bien remarquable. Après un refroidissement contracté à la chasse, il perdit la vue. Depuis neuf mois il était aveugle, lorsqu'il vint à Graefenberg. Après chaque procédé sudorifique, qu'il subissait deux fois par jour, le bain général et le bain de tête, ses yeux rendaient du pus mêlé de sang. On peut évaluer à quelques livres la quantité que ses yeux en expulsèrent dans l'espace de trois semaines. Je ne vis point la terminaison de cette cure, devant incessamment quitter Graefenberg; mais j'affirme que quand je parlai une dernère fois au malade, il pouvait déjà distinguer les couleurs, ainsi que les objets, à une certaine distance.

Douleur des yeux, faiblesse de ces organes.

L'une et l'autre affection cèdent aux bains de la partie postérieure de la tête, secondés de l'application d'une fomentation sur les yeux, portée nuit et jour. Le traitement général trouve ici sa place. Les fomentations sont très-propres à enlever l'excès de la chaleur de ces organes.

Douleurs dans les oreilles.

Cette maladie demande le même traitement que l'inflammation des yeux, c'est-à-dire qu'il faut fomenter les oreilles, en introduisant dans le conduit des linges trempés d'eau fraîche, et entourer la tête d'une semblable fomentation. En cas d'opiniâtreté du mal, le procédé sudorifique et le bain deviennent indispensables.

Des maux de dents.

Il n'est rien de plus simple, et en même temps de plus efficace que le procédé de Priessnitz pour faire cesser les maux de dents. Deux bassins pleins d'eau, l'un dont l'eau est tempérée à 12 degrés, l'autre contenant de l'eau très-froide.

On prend dans la bouche l'eau du premier, on l'agite et la change quand elle est échauffée, tandis qu'avec les mains trempées dans l'eau froide, on frotte fortement toute la face, les mâchoires et le derrière des oreilles. Cette manœuvre doit être continuée jusqu'à l'apaisement de la douleur. Il est bon même de frictionner fortement les gencives, qui quelquefois laissent échapper du sang. Je n'ai point vu à Graefenberg de maux de dents résister à ce procédé. Dans quelques cas, il a été nécessaire de joindre à l'emploi de ces moyens le bain de pieds jusqu'à la cheville.

Simple mal de gorge.

Priessnitz fait transpirer le malade, et lui fait

fomenter le cou avec l'eau froide. Il doit aussi en tenir long-temps dans la bouche.

De l'esquinancie, inflammation de la gorge.

J'ai vu quelquefois traiter cette maladie pendant mon séjour à Graefenberg. Priessnitz la combat avec des fomentations d'eau très-froide autour du cou, des gargarismes à l'eau froide, les bains de pieds et de fortes sueurs. Une personne qui avait été guérie d'une esquinancie avec le mercure, fut atteinte pour la seconde fois de ce mal; le traitement ci-dessus l'en délivra, et provoqua une salivation. Lorsque la maladie est compliquée d'une vive irritation fébrile, le sujet doit être placé dans le drap mouillé.

Douleur de poitrine.

Lorsqu'elle est rhumatismale, son traitement est le même que celui de la goutte, décrit plus haut.

Inflammation de poitrine.

Cette maladie reconnaît pour cause une congestion du sang dans les poumons, bientôt suivie d'une gêne de la circulation de ce fluide dans la totalité du corps.

Dans cette espèce de maladie, l'indication directe est de rafraîchir le sang, qui est dans une sorte de bouillonnement, et de résoudre l'obstruction et la stase de ce fluide dans les parties souffrantes. Pour atteindre ce but, on n'appliquera pas l'eau froide directement sur les parties. L'impression du froid, en augmentant la constriction déjà trop grande des vaisseaux, ajouterait encore à l'inflammation. Le bain entier ne serait pas moins préjudiciable ; en repoussant les humeurs de la surface vers le centre, il surchargerait l'organe malade d'une quantité de sang plus grande encore. Les bains de siége sont le moyen le plus sûr de résoudre l'inflammation, par la propriété qu'ils ont de rafraîchir la masse du sang et de déterminer une réaction vive dans les organes moins nobles et éloignés du siége de la maladie, réaction qui détourne le sang de l'organe en souffrance. On remplit cette indication de la manière suivante :

L'eau du bain de siége doit avoir douze de-

grés de température, et être renouvelée toutes
les demi-heures; le malade y demeure jusqu'à
l'invasion de la fièvre que provoque l'eau,
dont le tremblement des membres et le claque-
ment des dents sont le signe. L'action révulsive
du bain de siége doit être secondée par l'application sur la poitrine de compresses trempées dans l'eau fraîche et exprimées; elles
l'enveloppent bien, et on ne les recouvre point
de linges secs. Il faut les renouveler de temps
en temps. On aura soin de bien couvrir les autres parties du corps, pour rendre plus libre
la circulation du sang. C'est dans le même but
que les extrémités seront frictionnées avec
l'eau froide pendant que le malade est dans le
bain. On ne se servira que des mains dans cette
opération, ayant soin de les humecter d'eau
fraîche, lorsqu'elles commencent à se sécher.
Dès que l'on s'aperçoit que les mains et les
pieds du malade se réchauffent, on peut en
conclure que la masse du sang est rafraîchie et
que la circulation devient normale. Alors on le
place dans son lit, où il doit être enveloppé
dans le drap mouillé, dont la propriété est
d'imprimer à la peau une irritation propre à

favoriser davantage encore la circulation, et l'on n'oubliera point, dès que le malade est entré dans son lit, de placer une fomentation sur la poitrine, afin de fortifier cette région. Il est quelquefois nécessaire de renouveler le drap mouillé, ainsi que le bain de siége, lorsque la maladie est opiniâtre. A chaque renouvellement, le malade sera lotionné avec de l'eau à la température de 15 degrés. Pendant toute la durée de ce traitement, il boira souvent de l'eau froide, mais en petite quantité.

L'excellence de ce procédé, dont l'évidence frappe tous les yeux, est confirmée par le succès qui a constamment couronné les cures de cette maladie entreprises par Priessnitz lui-même. Ces guérisons sont toujours l'œuvre de quelques jours.

Points de côté.

Le traitement est le même que pour la maladie précédente. Lorsque la pleurésie est légère, le bain de pieds et la fomentation sur la partie souffrante suffisent à sa guérison.

Inflammation du cerveau.

Cette maladie, aussi rare chez les adultes qu'elle est commune dans l'enfance, provient ou de causes internes, ou d'une lésion extérieure. Son traitement ne diffère de celui de la fluxion de poitrine inflammatoire, qu'en ce que les fomentations froides de la tête doivent être souvent renouvelées, ainsi que le drap mouillé dans lequel on enveloppe le malade. Il est quelquefois nécessaire d'opérer ce renouvellement de six en six minutes. La maladie paraît-elle s'aggraver, on alterne le bain de siége avec la fomentation générale dans le drap mouillé.

La petite ville de Freywaldau a été témoin d'une cure miraculeuse, opérée par le procédé que je viens de décrire : un pauvre portier, tombé du haut d'un rocher, s'était fracassé le crâne ; l'inflammation du cerveau s'ensuivit. Condamné à mourir par son médecin, il reçoit la visite de Priessnitz, accompagné du docteur Harder, de Saint-Pétersbourg. Déjà les cloches sonnaient pour le mourant, et les instrumens pour la dissection du cadavre étaient

déployés. Ces deux anges protecteurs se mettent à l'œuvre, et réussissent si bien, que le malade, dès le lendemain, reprit ses sens, et fut
rétabli au bout de quelque temps.

On ne voit pas pourquoi la médecine et la
chirurgie n'admettraient par une méthode curative qui a opéré ce prodige. Ne combattent-
elles pas chaque jour l'inflammation du cerveau, premier facteur de la vie, avec la glace
appliquée et souvent renouvelée sur la tête?
N'est-ce pas imiter la guérison de Graefenberg?
Ne remplissent-elles pas la même indication
que Priessnitz, lorsque, avec les purgatifs, le
mercure et des stimulans placés aux quatre extrémités, elles cherchent à détourner le sang de
l'organe affecté? L'identité de doctrine n'est-
elle pas évidente? Mais pourquoi le résultat
des deux procédés est-il différent? pourquoi
meurt-on, méthodiquement à la vérité, entre les mains de la médecine, et guérit-on
entre celles de Priessnitz? Cette différence ne
viendrait-elle pas de ce que ce dernier laisse à
la nature toutes ses forces, tandis que l'art les
lui ravit par l'emploi des remèdes affaiblissans?
La saignée est inconnue à Graefenberg, et l'art

la considère comme l'ancre de salut dans l'inflammation. De quel côté est la vérité? L'expérience a prononcé.

De l'érysipèle.

Cette maladie est le plus souvent le produit
d'un effort de la nature, se délivrant seule par
la peau d'une humeur nuisible. Des impressions
venues du dehors peuvent aussi la faire naître.

Cette affection, qui n'est que le reflet d'une
maladie intérieure, ne peut recevoir l'application immédiate de l'eau fraîche, qui ne manquerait pas de repousser sur des organes nobles l'éruption qui a transporté au dehors des
sucs viciés. Aussi dans aucune méthode curative n'emploie-t-on pour le traitement que des
applications sèches, qui n'empêchent point la
maladie de s'étendre et n'en conjurent pas les
dangers.

A Graefenberg on n'a point encore vu l'eau
froide avoir des suites fâcheuses dans le traitement de cette maladie. Il est vrai qu'elle n'y
est point traitée seulement à l'extérieur. Le
corps entier doit participer à la cure. Le ma-

lade est soumis à l'acte de la transpiration dans un drap mouillé. Il boit beaucoup d'eau , et il lui est fait sur les parties souffrantes des fomentations échauffantes. On sait déjà que ce sont celles qui les recouvrent hermétiquement, et n'admettent point l'air entre le linge et la peau. Ce traitement, qui exclut toute ablution d'eau froide sur le corps, est toujours suivi de succès.

Scarlatine , rougeole, variole.

La fièvre , qui accompagne presque toujours ces maladies, en constitue tout le danger. Dès qu'elle se montre, le malade doit être enveloppé dans le drap mouillé , où il reste jour et nuit. On le renouvelle si la fièvre est forte , et dès que le malade a sué , on lui fait des ablutions sur tout le corps avec de l'eau à la température de 12°. Cette pratique est un moyen sûr de modérer la fièvre et la chaleur qui l'accompagne. L'on prévient ainsi , chez les adultes surtout, les suites fâcheuses, si communes dans tout autre traitement.

Je ne saurais conseiller d'arroser le corps entier avec l'eau fr de. Les constitutions fortes

peuvent supporter ces arrosemens ; mais il serait à craindre que la réaction vînt à manquer
chez les sujets débiles. Son défaut amènerait
une mort certaine, tandis que le malade empaqueté dans le drap mouillé la ressent incontinent et ne tarde pas à transpirer. La fièvre,
ai-je dit, est l'unique danger à redouter dans
cette maladie. C'est sa violence qui ferme la
peau à l'explosion de la matière éruptive. Le
moyen de la modérer et de faciliter l'éruption,
est celui que je viens de décrire, dont l'expérience sanctionne tous les jours l'efficacité. Je
ferais volontiers à tous les parens un devoir de
cette pratique, et presque un crime aux médecins de refuser opiniàtrément l'épreuve d'un
traitement si propre à simplifier le cours de ces
trois maladies, qui tous les jours font tant de
victimes.

C'est ici le lieu de mentionner trois guérisons
que j'ai, sans connaître d'autre médecine que
la cure d'eau, opérées dans ma propre famille.
La première est celle de la rougeole chez un
sujet adulte ; les deux dernières, de la scarlatine chez deux enfans en bas âge.

Ma servante, âgée de vingt ans, fut atteinte

de la rougeole. Comme elle refusait toute espèce de remède, je lui proposai, pour combattre sa fièvre, qui était très-vive, de se laisser
emmailloter dans un drap mouillé, ce qu'elle
m'accorda. Elle ne tarda pas à transpirer, ce
qui me détermina à l'y laisser sept à huit heures; elle en sortit pour être lotionnée avec de
l'eau à 12° de température. Cette première
transpiration fut suivie d'une abondante éruption de taches rouges, qui couvraient tout le
corps. Je répétai le lendemain le même procédé,
et la fièvre tomba complétement. Les parens,
ayant appris ce que je faisais à leur fille, s'em-
pressèrent de me la reprendre, dans la crainte
que mon traitement ne fût nuisible. Douze jours
plus tard, la malade revint prendre son service,
m'assurant qu'elle n'avait à la maison pris d'autre remède que de l'eau.

Les deux enfans atteints de la scarlatine
étaient les miens propres, l'un âgé de huit ans,
l'autre de cinq. L'aîné fut attaqué le premier.
Je le fis envelopper dans le drap mouillé, et
tous les autres furent ablutionnés à l'eau froide.
Celui de cinq ans tomba malade au bout de
trois jours, sans doute parce qu'il avait déjà

absorbé le miasme. Les autres n'en furent point atteints. Ce dernier, conservant sa gaieté et son appétit, ne fut point placé dans le drap, mais seulement lotionné matin et soir. La fièvre, chez l'un et l'autre, fut très-modérée. Tout marchait au gré de mes désirs, lorsque l'on inspira à ma femme des craintes qui la déterminèrent à suspendre pendant quatre jours entiers ce traitement. On vit bientôt la fièvre redoubler, et l'enfant en proie à des douleurs qui le privaient de tout mouvement. Il s'établit sur la partie postérieure de la tête de l'aîné une douleur violente, qui fit craindre une inflammation du cerveau. Sur la prière de ma femme, revenue de sa première crainte, je repris mon traitement. Cette fois je plaçai le malade dans un bain de siége, après lequel il fut enveloppé de nouveau dans le drap mouillé, que je renouvelai toutes les demi-heures. Il ne tarda pas à s'endormir. Son sommeil, qui dura deux heures, me donna la preuve de la sagesse de mon procédé, et le courage de continuer les bains de siége et la fomentation générale. Le calme rétabli, je plaçai le malade dans son lit bien sec, où il dormit encore plusieurs heures. Deux jours plus tard tout danger avait disparu. Au dixième jour de la maladie arriva une desquamation totale de la peau. Le malade, à la faiblesse près, était parfaitement guéri. La maladie du plus jeune fut si simple que je n'eus besoin d'employer pour lui que les ablutions. Il tint compagnie à son frère pendant tout le cours de sa maladie. Trois semaines après le début de cette éruption, je les menai promener par un temps assez froid, sans qu'il en résultât de suites fâcheuses. Je dois dire que, deux jours avant d'exposer à l'air cette nouvelle peau fine et déliée, je les fis baigner matin et soir dans l'eau froide.

Gale, dartres.

Ces maladies cèdent à l'eau froide beaucoup mieux qu'à tout autre moyen. Le procédé sudorifique dans le drap mouillé en triomphe sûrement. Mais les dartres lui offrent plus de résistance que la gale. Elles demandent pour leur entière guérison un usage plus long et plus énergique de l'eau. La douche est ici indispensable, pour mettre en mouvement l'humeur morbifique et la porter à la peau.

Les plus grandes difficultés sont opposées par les dartres qui ont été repoussées à l'intérieur par de vicieux traitemens. Cette maladie est véritablement l'émule de la goutte, sous le rapport de l'opiniâtreté. Elle reparaît enfin à la peau après un long usage de la douche, du procédé sudorifique et des bains, et se remontre sous des formes beaucoup plus graves que dans son principe. C'est ici le lieu de prévenir les dartreux que le régime de Graefenberg doit être observé dans toute sa rigueur.

Trois hommes attaqués de cette maladie se trouvaient à Graefenberg en même temps que moi. Le premier y était venu après avoir, dans le cours de plusieurs années visité les eaux minérales les plus appropriées à la guérison de sa maladie, et toujours sans succès. Après un séjour de deux mois, pendant lesquels il suivit le traitement avec énergie, il repartit bien déterminé à le continuer doucement pendant l'hiver, et à revenir l'achever l'année suivante. Il était lors de son départ à moitié rétabli. Les deux autres passèrent à Graefenberg, l'un huit mois, l'autre six, et le quittèrent radicalement guéris. L'un d'eux, pendant tout le cours du traitement, fut tourmenté par des renvois acides, et de temps à autre par un vomissement de matières qui renfermaient des substances calcaires. L'acidité de ses renvois était telle qu'elle ulcérait sa langue. Tous deux, après quelques semaines de la cure, virent reparaître leurs dartres avec un grand caractère de malignité et une abondante suppuration. Ils ne purent également éviter la formation d'un grand nombre d'abcès. Suivant avec attention ces deux cures, je ne fus pas peu surpris de voir Priessnitz insister sur de fortes douches, qu'il faisait diriger sous le jarret de l'un des malades. Il voulait y rappeler une dartre qui y avait autrefois existé. Elle se remontra en effet, et prit une étendue qui embrassait tout le genou et un aspect hideux. Ravi, enthousiasmé même de ce phénomène, le malade imagina de faire peindre son genou sous cette forme repoussante, et de faire placer ces mots en bas de l'image : *Tel était mon genou le* 12 *novembre* 1836. Je reçus, il y a peu de jours, de chacun d'eux une lettre qui m'apprit que leur guérison était radicale. Il ne fallut pas moins de

18.

dix-huit mois pour guérir celui dont le genou avait été si maltraité.

Scrofules, rachitisme.

Ces deux maladies sont également du ressort de l'hydrosudopathie. Cependant, lorsque le rachitisme a traversé l'entier développement du corps, il n'est rien à espérer de la cure d'eau, relativement à la courbure des membres. La douche est ici le principal instrument de la guérison, avec le procédé sudorifique énergiquement employé. L'enveloppement dans le drap mouillé est préférable. Le bain froid doit être pris deux fois par jour. Les articulations et les glandes gonflées ont besoin d'être fortement frictionnées, et l'on y tiendra appliquées constamment les fomentations échauffantes. Les glandes du cou et du nez exigent de fréquens gargarismes à l'eau froide, et son aspiration dans les narines. On a de tout temps conseillé aux personnes rachitiques de se baigner dans les rivières en se plaçant sous le courant de l'eau, comme aussi sous la chute d'eau d'un moulin. Ces pratiques rentrent dans l'esprit de la cure de Graefenberg.

De la coqueluche, et de plusieurs autres maladies et indispositions de l'enfance.

Je crois avoir déjà dit que l'agitation, l'extrême chaleur et les irritations fébriles des enfans trouvaient un remède sûr dans la fomentation générale pratiquée avec le drap mouillé. L'irritation spécifique de la coqueluche ne cède pas aussi vite à l'application de ce moyen, qui néanmoins y apporte beaucoup de soulagement. On aura soin que l'eau qu'ils boiront au commencement soit à la température de 12°. Plus tard ils la boiront lorsqu'elle aura passé une demi-heure dans la chambre, dans des vases fermés.

La grippe, le catarrhe, le rhume de cerveau.

Pour se délivrer promptement de ces maladies, il suffit de suer dans le drap mouillé, de faire des ablutions avec de l'eau à douze degrés, et de favoriser la transpiration en se tenant au

lit et buvant beaucoup d'eau. La grippe développe quelquefois dans la tête une chaleur excessive. On la calme sûrement avec les bains
de siége et les fomentations froides sur cette
région.

Depuis ma cure et l'étude que j'ai faite de
l'hydrosudopathie à Graefenberg, j'ai eu de
fréquentes occasions de donner des conseils
aux personnes atteintes des maladies ci-dessus
dénommées. Toutes celles qui les ont suivis,
évitant toute médecine, et vivant du régime
prescrit, n'ont eu qu'à s'applaudir de l'efficacité de cette méthode et de la promptitude de
leur guérison.

Fièvre inflammatoire. Fièvre nerveuse.

La fièvre inflammatoire, ainsi que toute espèce de fièvre aiguë, trouve un remède certain
dans l'emploi de l'eau froide en fomentation
générale, c'est-à-dire le drap mouillé, et dans
les bains de siége, en renouvelant l'un et l'autre suivant la gravité de la maladie. Quelques
médecins ont contesté la possibilité de combattre heureusement avec de l'eau la fièvre

nerveuse typhoïde. Je leur répondrai en les renvoyant aux docteurs Currie , Reuss , Mylius et Weigt , dans les écrits desquels ils pourront se convaincre de cette vérité. Ils honoreront peut-être de quelque croyance le témoignage de ces médecins, qui ont opéré des guérisons par centaines. Pour toute description du traitement je me bornerai à présenter le récit de deux cas de cette maladie dont j'ai été témoin pendant mon séjour à Graefenberg.

A peine arrivé depuis quelques jours à Graefenberg , je fus atteint d'une fièvre ardente. Je pris d'abord un bain de pieds , puis un bain de siége , dans lequel je demeurai l'espace d'une heure. Un de mes amis voyant ma fièvre augmenter, ma face toute rouge , eut peur, et courut chez Priessnitz, qui arriva chez moi à neuf heures du soir, et me fit placer de suite dans un drap mouillé , qui fut changé au bout d'une demi-heure. J'y restai une grande heure, pendant laquelle je dormis , ainsi que me l'avait prédit Priessnitz. J'en sortis pour être lotionné et de nouveau mis dans mes linges mouillés, où je ne tardai pas à suer abondamment et à me sentir très-soulagé. Je m'endormis, et mon

sommeil dura jusqu'à trois heures ; de nouveau
lotionné et replacé dans le drap mouillé , je re-
commençai à suer jusqu'à six heures. Tout
couvert de sueur, je fus mis dans un bain d'eau
froide, où je ne restai que quelques instans. J'en
sortis pour aller me promener, et revins à huit
heures m'asseoir à la table du déjeuner, exempt
de toute fièvre , de toute chaleur, et même de
faiblesse.

J'ai depuis employé maintes fois ce procédé
sur des enfans attaqués de la fièvre ardente ,
et toujours avec un grand succès. Il arrive souvent que la fièvre est opiniâtre et se prolonge.
Le traitement doit alors être soutenu jusqu'à
la destruction de la cause de la maladie.

Une chose bien digne de remarque , c'est
que je n'éprouvai point de récidive , bien que,
souffrant encore d'un mal de tête , qui me permettait à peine d'ouvrir les yeux , et d'une pesanteur aux jambes, qui semblait annoncer le
retour de la fièvre , je mangeai copieusement
à dîner. J'avais voulu éprouver jusqu'où allait
la science de Priessnitz. C'était de ma part une
assez mauvaise malice. Que l'on juge de mon
étonnement et de celui de beaucoup d'autres ,

témoins de mon imprudence, lorsque je racontai que, deux mois auparavant, atteint de la même fièvre également provoquée par une cure d'eau que je faisais chez moi, je restai plus de six semaines malade, entre les mains de la médecine.

On connaît la durée d'une fièvre nerveuse typhoïde et ses suites pernicieuses. Quelle différence entre les résultats ! Tels sont les miracles de l'hydrosudopathie. Hâtez-vous, dit Priessnitz, recourez à l'eau sans délai, et ne *donnez pas le temps à l'ennemi de passer le Rhin.*

Voici un cas dont je ne suis point le sujet, mais qui s'est passé sous mes yeux. Un négociant fut, le 8 septembre, atteint d'une fièvre nerveuse avec délire. La maladie débuta par une sensation de brûlure à l'estomac, laquelle donna bientôt lieu à des nausées. Il prit un bain de siége, qui ne lui fit aucun bien. Se ntant augmenter son mal de tête et ses nausées, il but de suite quelques verres d'eau, qui produisirent le vomissement et un peu de soulagement. Néanmoins une heure plus tard (dix heures du soir) l'état du malade empira. Il perdit connaissance. Dans cet état, il se mit à courir par toute la maison une lumière à la main. De temps à autre il reprenait ses sens et s'étonnait de se trouver ailleurs que chez lui. Mais bien-tôt le délire le reprenait. Ainsi se passa toute la nuit. Ce ne fut qu'à neuf heures du matin, le lendemain, que Priessnitz, instruit de l'événement, accourut à son secours. Il le trouva dans son lit, les yeux hagards, la bou-che ouverte, la langue sèche et comme brûlée, privé de toute présence d'esprit. Priessnitz le fit incontinent mettre dans un bain de siége, où il le fit rester une demi-heure et frictionner avec de l'eau froide. En sortant de ce , bain le malade fut enveloppé dans le drap mouillé, que l'on renouvelait toutes les dix minutes. Après une heure il rentra dans le bain, de siége pen-dant une demi-heure encore, et de nouveau fut placé dans un drap mouillé. Il commença à suer et à se trouver mieux. Ces manipulations continuées jusqu'au soir lui rendirent sa con-naissance. Il dormit toute la nuit dans son drap mouillé, et se trouva au réveil couvert de sueur, et exempt de tout sentiment de malaise. A huit heures du matin, il demanda à manger et reçut du pain et du lait. Il dîna d'un bouillon de viande avec du gruau. Le reste de la journée se passa tranquillement. Le soir, le malade se coucha derechef dans le drap mouillé, où il dormit et sua comme la nuit précédente. Le lendemain, mêmes pratiques. Ainsi se passèrent trois jours. Le quatrième, il essaya de prendre un bain dans le grand bassin ; mais, y ayant été surpris de quelques élancemens dans la tête, il se contenta de se baigner dans de l'eau tempérée, à douze degrés.

Cette maladie, ai-je dit, avait commencé le 8 septembre ; le 14, le malade assistait au dîner, où il mangea de tout ce qui se trouvait sur la table ; quelques jours plus tard, il quitta Graefenberg en parfaite santé.

Un cas de la même nature avait eu lieu quelques jours avant mon arrivée à Graefenberg ; il me fut rapporté par les malades qui m'avaient précédé. La terminaison en fut également heureuse.

La maladie, prise à son origine, dit Priessnitz, est de facile et prompte guérison. Plus tard, elle oppose de la résistance. Néanmoins, quel qu'en soit le terme, l'eau froide y est toujours plus ou moins efficace.

Fièvre intermittente.

Cette maladie règne chaque année dans les forteresses de Neustadt et de Cossel, sur le territoire prussien. Les malades arrivent en foule tous les ans chez Priessnitz, qui les guérit promptement, en les plaçant, pendant le paroxysme de la fièvre, dans un bain de siége ou dans un demi-bain, où il les fait frictionner énergiquement avec l'eau froide, dont ils boivent abondamment jusqu'à ce que le vomissement ou le dévoiement en résulte. Il leur met une fomentation sur le ventre, et les fait suer. Voilà tout le traitement d'une maladie qui résiste fréquemment au quinquina son spécifique.

Hydropisie.

Trop avancée, cette maladie n'admet point de guérison à Graefenberg. Quand elle est curable, son traitement est le procédé sudorifique et les fomentations sur les parties qui sont le siége de l'enflure.

Syphilis.

A Graefenberg, à l'aide du procédé sudori-fique énergiquement appliqué, Priessnitz gué-rit la syphilis d'une manière sûre.

J'en ai vu plusieurs exemples, et de formes différentes, qui furent traitées et guéries plus ou moins promptement, suivant leur degré de gravité, d'ancienneté et de complication. La médecine est rarement étrangère aux dégéné-rations que contracte la syphilis, et ces fautes doivent, préalablement à la guérison, être ex-piées. Que penser même des cures que l'art opère, lorsque l'on voit à Graefenberg presque tous les malades qui l'ont été quelques années auparavant, reprendre dans le cours du trai-tement les mêmes symptômes dont ils avaient été atteints et aux mêmes lieux ? Ce phénomène donne la mesure de la confiance que méritent les traitemens mercuriels. J'entends ici parler spécialement de ces demi-médecins et des charlatans que la jeunesse timide consulte pré-férablement aux hommes de l'art expérimen-tés, et qui jouent avec le mercure, comme si c'était un remède innocent. Ce reproche s'adresse aussi aux chirurgiens militaires, qui ne ménagent pas la santé du soldat, dont la guérison importe également trop peu à leur réputation et à leur fortune. Que ceux qui seraient tentés de révoquer en doute ce que j'avance, viennent à Graefenberg ; ils y verront, non de simples soldats (car ils n'ont pas les moyens de faire les frais de cette cure), mais des officiers de tous grades, qui ont à se reprocher, sans doute, une faute à laquelle ils doivent la perte de la santé, mais plus encore à se plaindre des traitemens qu'on leur a fait subir. A combien d'entre eux n'avons-nous pas entendu raconter que, sans égard à la saison, au service pénible dont ils étaient chargés, au bivouac même, sous des vêtemens humides, on leur administrait le mercure, pour opérer la guérison d'un ulcère chancreux, ou d'une gonorrhée? Parlerai-je des malheureuses victimes du mercure, qui n'étaient point syphilitiques? Quel n'en doit pas être le nombre, lorsque nous avons vu un lieutenant arriver ici dans un état presque désespéré, victime d'une erreur de cette nature, commise par des savans du premier ordre?

Que ceux qui connaissent les dangers de l'abus du mercure n'ont-ils le bonheur d'entrer dans un hospice d'où ce métal est banni, d'où tous les malades syphilitiques sortent bien guéris! Tel est l'hospice de Freyberg, où il est donné un démenti formel à l'opinion, trop généralement répandue, que le mercure est l'unique remède de la syphilis (1). La guérison, il est vrai, se fait un peu plus long-temps attendre, mais sa certitude et l'innocuité du traitement méritent bien qu'on apporte quelque patience à une méthode qui expulse du corps un venin, sans y en induire un autre.

Beaucoup de personnes doutent encore de la possibilité d'obtenir par l'eau la guérison de cette maladie. Elles opposent à cette prétention des milliers d'exemples de la guérison de la syphilis par le mercure. Ne peut-on pas leur répondre que, si ces guérisons étaient radicales,

---

(1) Voyez sur cette importante question *Traité de la maladie vénérienne*, par A.-J.-L. Jourdan, Paris, 1826, 2 vol. in-8. — *Traité pratique des maladies vénériennes*, par H. Desruelles, Paris, 1836, in-8.

19.

on ne verrait pas la maladie reparaître si souvent après de longues années, et conclure de
là que le mercure a bien la propiété d'envelopper le virus syphilitique, mais non point
celle de l'expulser de l'organisme, ainsi que le
fait la cure d'eau. Le mercure, comme on sait,
peut séjourner et séjourne véritablement très-
long-temps dans l'organisme, témoin la salivation, réellement mercurielle, que la cure d'eau
provoque si souvent à Graefenberg. N'est-il pas
rationnel de penser que, dans la plupart des
prétendues guérisons qu'il opère, la syphilis
n'est qu'enchaînée par ce métal, qui, s'échap-
pant ensuite de l'organisme, par des causes que
l'on ne peut pas toujours apprécier, laisse en
liberté son prisonnier, que l'on voit se remon-
trer sous les formes primitives qui ont signalé
son introduction ?

Quelle que soit la forme de cette maladie appor-
tée à Graefenberg, écoulement gonorrhéique,
ulcères chancreux, verrues, bubons, le traitement est le même pour ces divers symptômes.
Suer énergiquement, se baigner de même,
doucher le corps entier, et fomenter les ulcères,
voilà tout. L'écoulement gonorrhéique demande

l'application constante de la fomentation froide autour du membre viril, et l'injection de l'eau froide dans l'urètre, spécialement lorsque la maladie a vieillli. On soulève et met en mou-vement l'humeur morbifique à l'aide des bains de siége, d'une durée d'une à plusieurs heures. C'est ici que le régime est de rigueur, et que les alimens doivent toujours être pris froids. Dans le traitement de cette maladie, la forma-tion de larges ulcères au bas-ventre a quelque chose de caractéristique. Après leur guérison, le malade qui continue le traitement, ne voit plus rien reparaître, et il peut se considérer comme radicalement guéri.

Je m'abstiendrai de citer les cures nombreu-ses dont j'ai été témoin. Leur description tou-che de trop près aux individualités, que je dois me garder de signaler.

Maladies mercurielles.

Nous avons vu jusqu'ici la méthode curative de Priessnitz triompher dans un grand nombre de maladies. En voici une, qui a souvent fait pâlir la médecine, et pour la guérison de laquelle nulle méthode ne peut être mise en parallèle avec celle de Graefenberg. Quels que soient les ravages que le mercure a exercés dans l'organisme, le malade a tout à espérer de l'hydrosudopathie. Les médecins qui ont bien voulu se familiariser avec cette méthode, en ont fait le solennel aveu. Et de quoi se compose le traitement? Suer fortement, se doucher de même, voilà tout le secret de la cure. L'inventeur du traitement par la faim était bien près de la vérité. Ce procédé est, en effet, tout sudorifique; mais il est affaiblissant. Le malade est condamné à un jeûne sévère, dans une atmosphère embrasée, aux prises avec le mercure. Il n'en sort pas toujours guéri. Mais il en sort débile, dépouillé de ses chairs, presque méconnaissable, délivré peut-être du virus qui le rongeait, emportant avec lui les traces du remède qui l'en a délivré. Mais est-ce bien une guérison que la cure d'une maladie qu'il faut contracter pour être délivré de la première? Je m'arrête, croyant en avoir dit assez déjà dans le chapitre précédent. Il doit suffire à la justification de la méthode curative de Graefenberg, d'offrir aux victimes de la syphilis, et de son insuffisant antidote, une délivrance complète de ces deux fléaux. On a vu plus haut que le virus syphilitique tenu en arrêt par le mercure, se remontre à Graefenberg entouré des symptômes primitifs. On y voit tous les jours le mercure sortir des profondeurs de l'organisme et s'échapper par la salivation, en le délivrant des maux et infirmités créés par son action, entretenus par son séjour. La goutte et le gonflement des os que son expulsion a fait cesser, démontrent assez clairement que ces maladies lui doivent souvent la naissance.

Ulcères.

Les ulcères n'exigent d'autre traitement que la fomentation échauffante et le procédé sudorifique, qui est le principal instrument de leur guérison. Plus ils sont anciens, plus il faut répéter l'acte de la sueur. Ils se cicatrisent d'eux-mêmes lorsque la masse du sang est purgée des humeurs hétérogènes qui les entretenaient. On ne doit pas s'effrayer de les voir s'aggraver et s'étendre sous l'influence de la fomentation. Si cependant cette aggravation allait trop loin, on les couvrirait seulement d'un linge sec, avec l'attention de les baigner souvent dans l'eau tempérée, à douze degrés.

Cancer et Carie.

On s'étonnera, sans doute, de m'entendre dire que le cancer et la carie trouvent dans l'hydrosudopathie un moyen de guérison plus sûr que dans tout autre remède. Cependant rien n'est plus vrai. Le traitement est le même que celui des ulcères. Comme pour la cure de ces derniers, le malade ne doit pas suer journellement moins de quatre ou six heures. J'en citerai un seul exemple bien remarquable, dont j'ai été témoin à Graefenberg.

Le malade qui en est le sujet avait anciennement un chancre, qui fut guéri. Quelques années plus tard il se forma chez lui un abcès sur le coude-pied gauche. Neuf mois de traitement chirurgical ne purent empêcher la carie de s'emparer des os. Le mal devint si grave qu'il ne restait plus de ressource que dans l'amputation. Le malade s'y refusa, voulant aller à Graefenberg. On ne sait trop pourquoi les médecins l'en dissuadèrent. Il persista dans sa résolution. Depuis neuf mois il gisait à l'hôpital, devenu un squelette à force de maigrir, et ne pouvant faire un pas tant il était faible. Trois semaines après son arrivée à Graefenberg, il se promenait sans l'appui d'une canne. Cet ulcère guéri, il en survint un autre au pied droit, qui le retint au lit pendant six semaines. Enfin la guérison s'opéra. Voudra-t-on croire que ce malade, réduit à la peau et aux os, engraissa dans le cours de cette cure, au point de ne pouvoir plus entrer dans ses habits ? Cependant il avait chaque jour sué pendant huit heures. Il n'y a donc point à craindre d'épuisement dans la cure d'eau, bien que l'on perde journellement une grande quantité de sucs par le procédé sudorifique. Qu'on se rappelle ce que j'ai dit de l'immense appétit qu'éprouvent tous les malades à Graefenberg. Non seulement on y répare ce que l'on perd, mais l'on y acquiert, ce qui est incompatible avec tout autre procédé sudorifique. Priessnitz, à l'arrivée du malade, le loua fort de s'être refusé à l'amputation, qui ne l'eût point guéri, la cause de son mal étant syphilitique. La durée de cette cure fut de neuf mois. Cela est long sans doute ! mais le malade n'avait-il pas passé le même temps à l'hôpital pour finir par s'entendre proposer l'amputation du pied ?

Une dame avait un cancer au sein. Le mal continuait de s'étendre, en dépit de tous les remèdes, tant internes qu'externes. On proposa à la malade l'amputation, qu'elle accepta. A la vue des instrumens qu'on déploya sous ses yeux, elle tomba en défaillance, ce qui fit renvoyer l'opération au lendemain. Sur ces entrefaites quelqu'un lui parla de Graefenberg ; elle se détermina à y aller. Après six semaines de la cure d'eau, le sein était si ramolli et tellement amélioré qu'elle put retourner chez elle, où Priessnitz lui conseilla de continuer la cure, qui fut couronnée d'un plein succès. Encore un larcin fait à la chirurgie, peut-être aussi à la mort !

Engorgemens des articulations.

Trois cas de cette nature se sont offerts à mes yeux pendant mon séjour à Graefenberg. Le premier malade était un jeune homme de dix-sept ans, qui fut guéri en très-peu de temps.

Les deux autres, âgés l'un de vingt-cinq ans, l'autre de vingt-huit, passèrent à Graefenberg neuf mois à un an : tous trois avaient contracté leur maladie à la suite d'une chute sur le genou, seule partie affectée. Aucun d'eux ne pouvait marcher sans l'aide d'un bâton. Ils achevèrent tous leur cure chez eux.

Le traitement de cette maladie se compose exclusivement du bain de la partie malade, dont la durée va jusqu'à l'espace de deux heures, et de la douche, qui doit être répétée deux fois par jour. Pendant le bain, on retire de temps en temps la jambe de l'eau, pour la frictionner vigoureusement.

Lorsque la maladie est ancienne, il devient nécessaire de joindre à ces deux moyens le procédé sudorifique. Il est rare qu'elle se termine sans qu'il éclate sur le lieu de la maladie quelques furoncles ou abcès, après la guérison desquels seulement on recommence à doucher la partie malade, ce qui doit être répété de vingt à trente minutes. Pendant cette opération, le corps, bien couvert, doit être abrité du rejaillissement de l'eau, ou par un parapluie, ou par une cloison.

Sueur fétide des pieds.

Cette incommodité est assez commune. On s'en délivre avec les bains de pieds, sur lesquels on place la nuit une fomentation, mais non sans y joindre le procédé sudorifique, pour dépurer le sang.

Froid habituel aux pieds.

Bien des gens se plaignent d'avoir habituellement les pieds froids, ce qui est fort incommode. Mais les pieds ne peuvent manquer de chaleur sans que d'autres régions n'en soient surchargées. C'est à la tête, à la face surtout, qu'elle se plaît à se réfugier. On y remédie en prenant des bains de pieds froids, et en les enveloppant la nuit d'une fomentation échauffante. On ne négligera pas de faire souvent de l'exercice. C'est ainsi que l'on rend à la distribution du sang de l'uniformité, et que chaque région de l'organisme reçoit son contingent.

Engelures.

Priessnitz fait porter sur les parties affectées

d'engelures les fomentations échauffantes, qui les rétablissent promptement, lorsqu'elles sont récentes. Dans le cas d'ancienneté, il fait suer le malade, dans les humeurs duquel il suppose, avec justesse, qu'il se trouve des sucs viciés qui se déchargent sur les parties malades. Ce procédé est d'accord avec l'usage généralement connu de couvrir de neige un membre gelé jusqu'à ce que la chaleur s'y rétablisse.

Entorses et Faiblesse des articulations.

Des bains de pieds de la durée d'une demi-heure et répétés deux fois par jour, pendant lesquels le malade frictionne la partie souffrante, rétablissent promptement l'articulation dans son état normal. L'eau du bain doit monter un peu au dessus de l'articulation offensée.

Fractures des os.

Soit avant, soit après la réduction de la fracture, il n'est point de moyen plus convenable que l'eau froide , pour prévenir, modérer et éteindre l'inflammation.

Légères lésions.

Rien de mieux à faire que de tenir la partie blessée dans l'eau froide , et d'y appliquer un linge mouillé et un bandage compressif, pour arrêter l'effusion du sang , ce que chacun a l'usage de faire.

OBSERVATIONS DE MALADIES GUÉRIES AU MOYEN
DU TRAITEMENT HYDROSUDOPATHIQUE ;

par le docteur WERTHEIM (1).

———

§ I. *Engorgement du foie ; dérangement des fonctions digestives; spermatorrhée involontaire.*

Le malade qui a été l'objet des observations suivantes assurait avoir eu dans son enfance la petite-vérole et la rougeole ; mais elles n'avaient pas laissé de traces. Plus tard, il s'adonna au vice de la masturbation. Arrivé à l'âge de puberté, il s'abandonna à des excès avec les femmes, sans cesser de se livrer à l'onanisme. Il abusait en même temps des boissons spiritueuses. Cette conduite ne tarda pas à amener des suites fâcheuses. Toutes ses

———

(1) Extrait de la *Gazette des médecins praticiens*, publiée par le docteur A. Latour, Paris, 27 fév. 1840.

20.

forces mentales et physiques diminuèrent sensiblement; les fonctions digestives furent surtout complétement dérangées. Un appétit vorace était accompagné de constipations opiniâtres, qui furent traitées par des remèdes drastiques. Ce traitement mal choisi causa une inflammation du foie : un engorgement considérable de cet organe, l'état ictérique , une émaciation progressive , des douleurs atroces dans la région du foie et plus tard dans la rate, en furent les suites, et firent tomber le malade dans un marasme très-prononcé. Ce fut inutilement qu'il prit de grandes quantités de remèdes résolutifs , amers , toniques , et qu'il fit usage des bains chauds sulfureux de la Hongrie : son mal empira de jour en jour ; désespérant alors d'être soulagé par les méthodes thérapeutiques usitées , il s'adressa à Priessnitz , l'hydrothérapeute de Graefenberg. Le malade était dans l'état suivant : Les yeux rétractés dans l'orbite, la conjonctive de couleur jaunâtre , ainsi que le reste du corps, la maigreur excessive ; symptômes qui annonçaient le dérangement des fonctions les plus essentielles. La tête était engourdie , la partie occipitale sensible au toucher ; il éprouvait des douleurs assez intenses dans la région du foie : on y découvrit une dureté considérable , et cette partie entière , ainsi que l'estomac et la rate , étaient douloureux quand on les pressait. L'*abdomen* était comme gonflé, ce qui rendait encore plus visible l'émaciation des jambes, qui refusaient leur service. L'*estomac* rejetait en grande partie les alimens , peu de temps après leur ingestion : la constipation tourmentait encore le malade. Ayant eu depuis long-temps de fréquentes pollutions nocturnes, il avait à cette époque des écoulemens de sperme et de fluide prostatique , non seulement pendant la nuit , mais aussi le jour , sans érection , sans même s'apercevoir souvent de ces pertes épuisantes. Priessnitz , après l'avoir examiné soigneusement , lui assura que sa maladie était non seulement causée par ses excès, mais encore qu'elle était aussi compliquée par l'abus des remèdes ; et il commença la cure de la manière suivante :

Au sortir du lit , on lavait le malade avec de l'eau tempérée 12-15° R., et on lui faisait boire beaucoup d'eau froide. Depuis nombre d'années, cette boisson était devenue totalement

étrangère à son estomac : aussi agissait-elle
comme vomitif ; et des masses d'une glaire noi-
râtre , amère, visqueuse, furent évacuées pendant plusieurs jours. Ces évacuations lui firent
beaucoup de bien, il commença à être moins hy-
drophobe et à avaler de plus grandes quantités
d'eau. Dès ce moment , on lui fit commencer
un traitement plus actif , dont je trace ici l'ensemble. Durant des mois entiers il devait
transpirer le matin, enveloppé dans des couvertures épaisses, pendant trois à quatre
heures. La sueur , qui ne se montrait que dif-
cilement et en très-petite quantité au commencement, devenait plus copieuse ensuite et remarquable par une odeur assez forte, fétide et
semblable à celle du soufre et du camphre
(nous avons dit que le malade avait pris des
bains soufrés. En outre , on lui avait fait pendant long-temps des frictions avec de l'onguent
camphré). On le plongeait immédiatement après
la transpiration dans une baignoire remplie
d'eau froide, à la température de 6 à 8° R.,
où il restait jusqu'à cinq minutes. Sorti de là ,
il devait faire de l'exercice pendant quelque
temps avant de prendre un déjeuner frugal

composé de lait, de pain noir et de fruits de la saison. Un peu plus tard, il entrait dans un bain de siége où l'abdomen seul et la partie supérieure des cuisses trempaient dans l'eau. Il devait s'y frotter continuellement pendant une demi-heure tout le ventre avec ses mains. Essuyé et habillé, il s'acheminait à la douche, éloignée de plus d'une grande heure. Là, il exposait tout son corps, mais principalement la colonne vertébrale, à ce stimulant puissant, à la chute d'un rayon d'eau de l'épaisseur de quatre à cinq pouces, tombant d'une hauteur d'environ dix-huit à vingt pieds. L'appétit le plus actif l'appelait alors au dîner, composé de mets aussi simples que nourrissans, et d'où toute boisson spiritueuse était sévèrement bannie. La première digestion finie, il recommencait le traitement du matin (transpiration, puis bain froid).

Un souper léger et la répétition du bain de siége terminaient la journée. Même pendant la nuit son bas-ventre était enveloppé de compresses trempées dans l'eau froide, et que l'on changeait quatre à cinq fois en vingt-quatre heures. Au commencement du traitement leur température ne variait pas beaucoup, mais peu à peu, dès que l'énergie vitale, diminuée, augmenta de nouveau, elles devinrent plus chaudes et presque sèches. Quatre mois s'écoulèrent de cette manière. Le malade sentait revenir ses forces, la digestion était devenue plus active, la marche de la nutrition visiblement améliorée; les pollutions ne revenaient que rarement pendant la nuit, et déjà elles étaient accompagnées d'une sensation voluptueuse et d'érections assez fortes; les selles aussi étaient plus régulières. Alors apparurent, comme symptôme critique, des papules rouges, confluentes, couvrant l'espace entre le nombril et la réunion des os pubis. Pendant sept jours que dura cette éruption, le malade eut de vives démangeaisons et montra des symptômes fébriles suivis d'une desquamation, comme cela a lieu après la scarlatine; dès ce moment les autres phénomènes morbides disparurent. L'examen le plus attentif ne pouvait plus découvrir la moindre dureté dans le bas-ventre; toutes les fonctions avaient repris leur énergie, et le malade jouissait d'une santé plus parfaite que celle qu'il avait connue jusqu'alors.

§ II. *Polysarcie adipeuse ; congestions vers la tête ; céphalalgie et diminution de vue consécutives.*

N. N. , prêtre catholique , Silésien , âgé de quarante-neuf ans , très-robuste , d'un tempérament colérique , avait joui toujours d'une très-bonne santé ; depuis cinq ans à peu près son corps avait doublé de volume , sans qu'il s'en portât plus mal. Mais, depuis six mois, cette hypertrophie avait tellement augmenté qu'elle empêchait la liberté des mouvemens , qui devenaient très-difficiles. En même temps il perdit l'appétit ; son sommeil fut troublé , il sentit des douleurs poignantes dans la tête; l'apparition de points noirs devant les yeux et un affaiblissement simultané de la vue lui causèrent des inquiétudes très-vives. Les médecins consultés ordonnèrent une diète absolue , avec le traitement antiphlogistique et dérivatif dans toute son étendue. On le saigna plusieurs fois aux pieds ; les sangsues , les vésicatoires , les purgatifs énergiques ne furent pas épargnés , sans apporter beaucoup de soulagement. Il eut enfin recours à Priessnitz, qui lui fit suivre le traitement hydrothérapeutique approprié à ce cas particulier. La crise commença à s'opérer après l'espace de trois semaines, sous une double forme. Des abcès nombreux et grands apparurent au dos, aux cuisses et aux bras. Ils étaient accompagnés d'une fièvre intense, qui cependant ne fit pas interrompre la cure. Ces abcès s'ouvrirent spontanément, sous l'influence de l'eau froide, et évacuèrent des quantités considérables de pus et de sang. Quatre semaines plus tard, un écoulement sanguin hémorrhoïdal s'opéra ; ce qui termina la maladie et son traitement. La vue était parfaitement rétablie, les maux de tête ne se faisaient plus sentir ; le corps, ayant perdu tout son volume anormal, avait visiblement gagné en force et en agilité. Toutes les fonctions étaient devenues régulières, et le malade quitta, parfaitement guéri, ces lieux salutaires.

§ III. *Gonorrhée, chancres, syphilis avec des symptômes secondaires.*

S., propriétaire, prussien, âgé de trente-deux ans, n'a eu des maladies de l'enfance qu'une blépharite scrofuleuse chronique, dont il fut délivré vers l'âge de puberté. Il y a huit ans qu'il contracta une blennorrhagie urétrale, qui le tourmenta pendant dix mois. Six ans plus tard, un commerce impur lui occasiona deux chancres au gland et un au corps caverneux, à la surface inférieure du membre. Quelque temps après, des pustules se montrèrent sur la figure et au front. Elles disparurent bientôt, mais en laissant des taches rougeâtres, qui défiguraient le malade. Dès que le temps changeait, des maux de gorge se faisaient sentir, accompagnés de symptômes inflammatoires, assez prononcés pour démontrer le caractère syphilitique. Le voile du palais entier était d'un rouge cuivré, les tissus se montraient relâchés, ramollis. La voix était légèrement altérée et quelquefois nasale. Ces douleurs se répétèrent souvent, toujours accompagnées d'une nouvelle éruption pustuleuse, de manière que la figure était entièrement couverte de taches rouges. Le malade, sur le point de se marier, était au désespoir, et subit successivement différens traitemens antivénériens. Après avoir essayé des pilules avec du sublimé corrosif (méthode de Dzondi), on lui fit de nombreuses frictions mercurielles. Comme tous ces essais ne suffirent pas à le guérir, il fit usage, pendant vingt-un jours, de la décoction de Zittmann, qui ne le soulageait guère. Il résolut alors d'augmenter le nombre considérable des malades de Graefenberg, où il commença tout de suite un énergique traitement hydriatique. Après quatre semaines, il sentit une douleur cuisante dans le canal urétral, et bientôt un écoulement gonorrhéique se montra tout-à-fait semblable à celui dont nous avons fait mention. Deux des chancres cicatrisés depuis si long-temps s'ouvrirent de nouveau, fournissant un pus ténu et verdâtre. Leurs bords étaient calleux, leur fond lardacé, de manière qu'on pouvait facilement y connaître le caractère des ulcères syphilitiques. De nombreux abcès couvraient les bras, qui, en s'entr'ouvrant, laissèrent écouler de grandes quantités de sang et de pus. Il ne fut fait rien autre pour porter ces divers furoncles à la cicatrisation que des fomentations continuelles avec de l'eau froide, qui atteignirent parfaitement le but qu'on se proposait. A mesure que les abcès se fermaient, les pustules à la figure disparaissaient, et les taches rouges devenaient pâles de plus en plus. On pouvait déclarer la guérison parfaite avec tant d'assurance, que le temps, si variable sur les hauteurs de Graefenberg, ne ramenait plus ni le mal de gorge ni les autres symptômes maladifs, et que l'individu rétabli se sentait pénétré d'une sensation de santé et de bien-être, qui depuis long-temps lui était inconnue.

CHAPITRE IX.

APPLICATION DE L'HYDROSUDOPATHIE AUX MALADIES DES ANIMAUX.

C'est par un sentiment profond de justice et de reconnaissance que l'immortel Buffon a placé dans l'ordre de la création le cheval, ce bel et utile animal, immédiatement après le chef-d'œuvre du créateur. Aussi l'homme a-t-il fait de l'organisation du cheval une étude sérieuse et profonde, ainsi que de ses mœurs, de ses besoins et de ses maladies. La physiologie et la pathologie de ce quadrupède forment aujourd'hui une science non moins cultivée que la science de la santé et des maladies de l'espèce humaine. L'hydrosudopathie démontre néanmoins les imperfections de cette utile science, à laquelle la méthode curative de Graefenberg peut donner d'utiles leçons. Les préceptes de

Priessnitz seront mieux reçus de l'artiste vétérinaire (1) que du médecin. Les succès de cette méthode, dans son application à l'animal souffrant, sont effectivement plus assurés. Pour le comprendre, il suffit de comparer le régime de vie de l'un avec la manière de vivre de l'autre. Cette comparaison explique également la rareté des maladies de l'animal et la multiplicité de celles auxquelles l'espèce humaine est sujette. D'un côté tout est artifice, et de l'autre tout est nature. Ne poussons pas plus loin le parallèle, pour ne pas nous trouver trop coupables et justement punis.

La cure du cheval malade est à Graefenberg la même que celle de l'homme. Les moyens curatifs des maladies de l'humanité, avons-nous dit, sont au nombre de quatre : l'eau, l'air, le mouvement et le régime. Le quadrupède est exempt de ce dernier, qui ne peut être imposé

---

(1) Les personnes qui désireront des notions étendues sur les maladies des animaux domestiques, consulteront avec avantage le *Dictionnaire de médecine, de chirurgie et d'hygiène vétérinaires*, par M. Hurtrel-d'Arboval, *deuxième édition*. Paris, 1838-1839, 6 vol. in-8.

qu'à l'individu qui s'est placé en dehors de la nature, unique cuisinier du cheval.

Emploi extérieur de l'eau froide.

Les grands bains, ceux de pieds, la douche et les fomentations, composent toute la médecine externe du cheval. On doit y joindre la friction de tout le corps, pendant des heures entières, à l'aide de bouchons de paille, que l'on retrempe souvent dans l'eau froide. Cette manipulation est d'une grande efficacité pour résoudre les stases humorales, ranimer les membres demi-paralysés, et remédier aux luxations. La douche s'applique à l'aide d'une pompe à incendie. Les grands bains ont la propriété de donner du ton à la peau et au tissu fibrillaire. Les fomentations sont pour le cheval ce qu'elles sont pour l'homme ; elles sont, avons-nous dit souvent, de deux sortes, les unes échauffantes, les autres rafraîchissantes.

Usage interne de l'eau froide.

Il n'y a que deux manières d'appliquer l'eau

à l'intérieur, en boisson et en injections dans les cavités. Les lavemens jouent le principal rôle.

Procédé sudorifique.

On fait suer le cheval comme on fait suer l'homme, et le plus souvent ce procédé suffit pour le guérir, la plupart de ses maladies provenant de la transpiration supprimée après des exercices trop violens. Avant de faire suer l'animal, il faut préalablement le bouchonner fortement.

On ne doit pas manquer, après l'avoir fait suer, de lui faire prendre un bain de tout le corps, ce qui fortifie le tissu cutané. Si l'on n'était point dans le voisinage d'une rivière, on y suppléerait en l'arrosant de plusieurs sceaux d'eau, après l'avoir fait sortir de l'écurie. Cette opération finie, l'animal doit être mis en mouvement.

Pour faire suer un cheval, on doit, avant tout, le bouchonner vigoureusement, en mouillant à différentes reprises le bouchon de paille, puis on l'enveloppe dans une couverture de laine, qui lui couvre tout le corps, la tête exceptée Si ce procédé restait sans effet, on le bouchon- nerait de nouveau ; puis, après l'avoir couvert d'un drap mouillé, on le replacerait dans la couverture de laine, et ce double moyen serait suivi de l'effet désiré. Aussitôt que la sueur se montre, on présente de l'eau à l'animal, en ne lui permettant de boire qu'une petite quantité chaque fois. Après avoir suffisamment sué, le cheval sera découvert, arrosé sur-le-champ avec de l'eau froide, puis bouchonné et sellé, pour être mis en mouvement, mais avec mo- dération.

Cette pratique sera répétée jusqu'au rétablis- sement complet de l'animal.

On a traité à Graefenberg les maladies sui- vantes :

Inflammations externes, déchiremens des chairs.

Les inflammations extérieures reconnaissent deux causes ; la première est la compression de la selle, qui blesse les chairs ; la seconde provient des coups que le cheval peut avoir reçus.

Dès que l'on s'aperçoit que le cheval a été comprimé par la selle , on la lui ôte , et après l'avoir bouchonné à sec, on s'empresse de placer sur le lieu de la compression une fomentation échauffante , c'est-à-dire qu'on recouvre la compresse mouillée avec une compresse sèche, et on sangle l'animal assez fortement. A-t-on remarqué que la fomentation s'échauffe , on la renouvelle aussitôt, mais non sans avoir auparavant frictionné l'enflure avec un bouchon de paille trempé dans l'eau froide. On traitera de même les parties environnantes , et l'on replacera la fomentation échauffante. Ce procédé , propre à résoudre l'engorgement , sera répété autant de fois qu'on remarquera que la compresse s'échauffe.

Enfin , lorsque la chaleur a disparu, la fomentation rafraîchissante prend la place de la première , c'est-à-dire qu'on cesse de la recouvrir ; et, sans la laisser sécher entièrement , on la renouvelle , en ayant soin de frictionner énergiquement les parties malades , devenues beaucoup moins sensibles. C'est ainsi que l'on rend aux chairs contuses leur élasticité, aux humeurs épaissies et formant stase leur circulation, et à la transpiration son cours naturel.

L'inflammation qui provient d'un coup est ou récente ou ancienne. Dans le premier cas, on emploie les fomentations rafraîchissantes et les frictions avec le bouchon de paille mouillé. L'inflammation tombée, on remplace les fomentations rafraîchissantes par celles qui sont échauffantes, en alternant toujours avec la friction, pour prévenir l'induration des parties malades. La vieille inflammation au contraire demande les fomentations échauffantes et d'énergiques frictions, alternées et fréquemment répétées.

Inflammations externes avec plaies.

Après avoir nettoyé la plaie, on la recouvre de fomentations échauffantes, que l'on doit renouveler souvent, si l'inflammation est vive et la chaleur grande. Pour rafraîchir la masse du sang, on fera entrer l'animal dans l'eau, sans y laisser plonger la plaie. Dans le cas de fièvre, on recouvre tout le corps du cheval d'un linge mouillé et de la couverture de laine, pour déterminer la transpiration.

Faiblesse paralytique des membres ; entorses.

A Graefenberg, on traite avec un succès constant ces maladies à l'aide de frictions exercées par des hommes qui se relaient lorsqu'ils sont fatigués. Ces frictions, qui abaissent la chaleur, doivent être suivies de l'application des fomentations échauffantes. J'ai vu disparaître en vingt-quatre heures la faiblesse du jarret d'un cheval par ces frictions continuées pendant le même espace de temps. On y avait intercalé la douche, qui, dans ces cas, est d'un merveilleux effet.

Vertige.

La saignée, dans cette maladie, ne procure qu'un soulagement momentané ; mais elle ne saurait opérer la guérison, attendu qu'elle laisse subsister la cause. Cette cause n'est autre chose qu'un défaut de transpiration, suite du manque d'énergie de la peau. L'humeur transpirable, mêlée avec le sang, altère la composition de ce fluide en l'épaississant, et produit des stases, dont le cerveau devient souvent le siége. Il faut bien que cela soit ainsi, puisque la seule friction de la peau avec un bouchon de paille mouillé suffit pour faire cesser les légers accès de cette maladie. Dans les cas d'une extrême gravité, on fait suer fortement l'animal, ayant soin de faire succéder à l'acte de la sueur les arrosemens avec l'eau fraîche et les frictions générales. Pendant ce traitement, la tête de l'animal doit être, toutes les heures, mouillée d'eau fraîche et sa nourriture légère : peu de grains et beaucoup d'herbe fraîche formeront son régime. La douche est également ici d'un grand secours.

Fourbure du cheval.

Le cheval forcé au travail, à la course, est sujet à contracter cette maladie. On la guérit avec les frictions, la sueur et la douche. Avant l'acte de la transpiration, l'animal doit être énergiquement frictionné et arrosé généralement avec l'eau froide dès qu'il a cessé de transpirer. On lui fait faire de suite de légers mouvemens, et l'on a soin de lui faire porter constamment des fomentations échauffantes, comme aussi de lui frictionner souvent les quatre membres.

La gourme.

J'ai vu, à Graefenberg, cette maladie céder facilement au procédé sudorifique et à l'exercice.

Il est bien plus sûr d'attirer à la peau, par l'acte de la transpiration, l'humeur qui engorge les glandes, que de la laisser se jeter sur les poumons, d'où elle s'échappe ensuite par les naseaux. Cette voie d'évacuation n'est choisie par la nature que parce que la peau, qui est obstruée, lui refuse un passage. Désobstruez les pores du système cutané, et vous verrez cesser aussitôt l'écoulement par les naseaux de l'animal.

La fièvre.

On procède à la cure de la fièvre par la friction générale, énergiquement exercée, et l'acte de la transpiration.

La fièvre inflammatoire exige la saignée, attendu la difficulté de rafraîchir le sang à l'aide des bains partiels. Cependant on parvient à se rendre maître de la fièvre en pratiquant une forte friction sur tout le corps de l'animal, après laquelle on le fait entrer dans un bain profond, où on le laisse jusqu'à ce qu'il commence à trembler de froid. Au sortir de l'eau, l'animal doit être de nouveau frictionné et enveloppé dans un drap mouillé, par dessus lequel on place la couverture de laine, dans l'intention de déterminer la transpiration, qui fait tomber la fièvre.

Défaut d'appétit.

Si les frictions souvent répétées ne ramènent pas l'appétit, il faut faire suer l'animal.

Trismus. Serrement des mâchoires.

Les frictions, les douches et la sueur sont les remèdes de cette maladie. Dans les intervalles de leur application, on fera des fomentations froides sur les parties malades. Il est important que l'animal fasse de l'exercice aussitôt qu'il est en état de se mouvoir.

L'irritation de la peau fait tomber celle qui s'est emparée des mâchoires.

RÉFLEXIONS

DU DOCTEUR BIGEL.

Dirai-je au lecteur tout ce que m'a fait éprouver d'étonnement d'abord, puis de mécontentement de moi-même, enfin de satisfaction pour l'humanité souffrante, l'ouvrage que je viens de traduire, lorsqu'il m'est tombé entre les mains ?

Qu'on n'oublie pas que je suis médecin, et que l'amour-propre ne peut que souffrir de recevoir des leçons d'un si bas lieu, bien que Priessnitz habite le sommet d'une montagne.

Je pourrais bien, à l'aide de quelques investigations à travers les siècles écoulés, sauver l'honneur de la science, et démontrer que l'hydrosudopathie n'est point une nouveauté en médecine. Oui, il n'est aucune ère de la science médicale qui n'ait vu l'hydrosudopathie en honneur, entendu exalter l'eau froide comme moyen diététique, et assisté à la cure des maladies par l'emploi de cette eau. Mais, en donnant à l'hydrosudopathie une origine doctorale, comment justifier la médecine de l'oubli dans lequel elle l'a laissée tomber? Je n'en rechercherai point les motifs, dans la crainte de les trouver peu honorables. Je me contenterai de dire que sa trop grande simplicité fut et est encore aujourd'hui tout son tort.

Comment, en effet, descendre des hauteurs jusques auxquelles s'est élevée la science, pour noyer tant et de si belles connaissances dans l'élément dont l'auteur de la nature a couvert la moitié du globe? Le moyen de fermer cet immense arsenal de médicamens puisés dans les trois règnes de la nature, empruntés aux quatre parties du monde, et de répudier le fruit de tant de veilles, l'héritage de tant de siècles, dont la médecine a composé son édifice et décoré le temple d'Esculape, pour soumettre l'humanité souffrante à l'empire d'un remède unique, et la condamner, sous peine de maladie, à l'usage de l'eau pour toute boisson !

Le sacrifice est grand, j'en conviens. Il demande un profond amour de la vérité, un dévouement sans bornes au bonheur de l'humanité. Aussi l'hydrosudopathie éprouve-t-elle de violentes contradictions. Elle a soulevé les passions les plus intraitables, l'ambition de la gloire et celle de la fortune.

L'érudit craint d'être dépouillé de sa science, le praticien de sa clientelle : le pharmacien tremble pour son comptoir. Et cependant Priessnitz est plein de respect pour toutes ces propriétés. Simple comme la nature, il confesse ne connaître de la médecine que le nom. Les leçons d'Hippocrate, les commentaires de Galien lui sont inconnus. Il ne fait point entendre de protestations contre les systèmes ingénieux qui se disputent le droit de vie et de mort sur l'humanité. Il les ignore également. Il ne connaît d'autres remèdes que l'eau, l'air, le mouvement et le régime. Ainsi il n'a point élevé un autel contre les autels auxquels l'humanité sacrifie journellement. Sa théorie n'est écrite nulle part. Elle est toute entière dans ses yeux, tant ceux de l'esprit que ceux du corps. La connaissance du pouls, l'inspection de la langue, bases du diagnostic et du pronostic, sources de nombreuses déceptions, ne lui sont pas nécessaires. Il n'interroge les règnes de la nature que pour discerner l'aliment du médicament, et exclure tout ce qui porte le caractère de ce dernier. Les alimens et les boissons semblent occuper exclusivement son attention. Il les regarde comme les matériaux du corps humain se décomposant et se recomposant sans cesse. Salubres et pris en quantité relative aux besoins, ils sont les tuteurs naturels de la santé. L'insalubrité et l'immodération sont les facteurs de la maladie. L'air, cet aliment des poumons, lui apparaît comme une seconde nourriture, jouant dans la poitrine le même rôle que les alimens dans l'estomac. Il a, comme les alimens, sa salubrité et son insalubrité, également sources d'harmonie et de désordre. La respiration n'étant point une fonction soumise à la volonté, l'homme ressent à tous les instans sa vitale influence. Il se nourrit et respire, mais s'il n'y joint le mouvement, pour lequel la nature lui a donné la puissance motrice, sa digestion languit, la circulation du sang se ralentit, son esprit et son corps tombent dans la torpeur, et sa vie n'est qu'une végétation. Le citadin et l'homme des champs se dessinent parfaitement, le premier dans la plante qui croît en serre chaude, le second dans

celle que l'air libre et le soleil vivifient. Un na-
turaliste a avancé qu'à la santé de la plante
l'agitation de l'air est indispensable. Ainsi les
vents sont l'exercice des végétaux. De même
que la plante, le corps humain a besoin d'être
arrosé, dans ses racines comme à sa surface.
Plus heureux que la plante, il n'attend pas
qu'une pluie bienfaisante vienne étancher sa
soif, humecter et laver son enveloppe. L'élément liquide est à ses ordres, la nature l'a prodigué autour de lui et sous ses pieds. Le peu
d'usage qu'il en fait, en lui et sur lui, a lieu
d'étonner. Mais voyez-le faire servir cet élément à tous ses intérêts d'ambition et de fortune. Admirez-le, le réduisant à l'état de vapeur, et lui demandant les miracles dont nous
sommes témoins ! Il n'en est pas moins prodigue envers son parterre et son potager. Il sait
que l'eau nourrit ses légumes et conserve à ses
fleurs la fraîcheur, l'éclat et le parfum. Enfin
il n'est aucun usage qu'il ne fasse de ce puissant élément, le considérant, avec toute l'antiquité, comme le plus grand des dissolvans. Par
quelle aberration a-t-il été conduit à s'oublier
lui-même dans ces emplois multiples ? Quel

mauvais génie lui a fermé les yeux sur les propriétés hygiéniques et médicatrices de l'eau ? Disons-le franchement, avec Priessnitz : L'horreur pour tout ce qui est simple, le goût pour tout ce qui est composé. Ces deux passions ont pris naissance moitié dans l'orgueil, moitié dans la sensualité.

L'eau dut être, avant l'invention des arts, l'unique boisson de l'homme. La grossière ignorance, attachée à son berceau, ne la lui fit servir qu'à étancher sa soif, à épurer sa peau. L'antiquité retentit encore du bruit de ces institutions prophylactiques auxquelles l'humanité était journellement conviée. Leur publicité, que ne grevait aucun impôt, y attirait la foule. Ne pourrait-on pas avec justesse attribuer à la pratique générale des bains cette force gigantesque qui rendit les Romains propres à la conquête du monde? On ne peut se défendre d'étonnement à la vue de leurs armures, qu'aucun guerrier aujourd'hui ne serait en état de porter. Toutefois n'en rapportons point exclusivement l'honneur au fréquent usage extérieur qu'ils faisaient de l'eau. Le mouvement en quelque sorte perpétuel qu'exigeait la conquête, en revendique une bonne partie. La sobriété, compagne obligée de la pauvreté, a quelque droit aussi au partage. Mais l'opulence, fruit des dépouilles des vaincus, ne tarda pas à altérer le caractère primitif de cette belle nature. Les sens ne se contentèrent plus de jouissances simples. L'art culinaire, perfectionné, ou plutôt inventé, vint doubler l'appétit, **en le** stimulant avec des assaisonnemens que la nature n'a point destinés à l'alimentation. De là le trouble de l'organe digestif, étonné de ces impressions étrangères, surchargé par l'excès de la génération des sucs superflus ; de là la désharmonie des fonctions et l'apparition de maladies que la sobriété n'eût point connues, que l'intempérance enfanta. L'affaiblissement de la force motrice, suite inévitable de cette perturbation, amena l'excitation de la sensibilité et de l'irritabilité. Dès lors, inaptitude et répugnance au mouvement, si propre à maintenir l'équilibre dans l'économie animale. Les bains froids, de leur nature fortifians, cessèrent de convenir à l'exagération du système sensible, qui s'enrichit des pertes du système musculaire. Les bains chauds remplacèrent les bains froids ; la faiblesse et les maladies prirent la place de la force et de cette santé brillante que l'on ne retrouve plus que dans les contrées où la tempérance est en honneur. Voilà ce que tout le monde sait, ce dont l'histoire dépose, ce qu'on a laissé et ce que vraisemblablement on laissera encore confiné dans l'histoire, sans vouloir y voir les causes de notre dégénération, y reconnaître les élémens de nos maladies, y découvrir les rudimens de la médecine elle-même !

Il n'est pas à dire que cette législation de la nature ait manqué de prédicateurs. Sans parler des conseils offerts par les philosophes moralistes, quel siècle n'a pas entendu des voix médicales s'élever pour signaler la fausse route où la société s'était engagée, et tonner contre les vices du régime de vie qu'elle a adopté ? Mais la sensualité s'est bouché les oreilles, pour ne point entendre parler de réforme. Elle a transigé avec la douleur, et, la compensant par les jouissances, elle s'est dit : *Je passerai ma vie entre les médicamens et les ragoûts.* Ainsi parle de la vie le sybarite. Il consent qu'elle soit courte, pourvu qu'elle soit bonne.

Voici venir un nouvel apôtre de la tempérance, grand partisan de l'eau, non à la manière de Sénèque qui vantait l'excellence de l'eau en buvant du falerne, un prédicateur enthousiaste de l'exercice en air libre et pur ! Sera-t-il plus heureux que ses prédécesseurs ?

Jusqu'à Priessnitz on s'est contenté de prêcher les préceptes de la tempérance avec promesse de trouver dans leur observance le secret d'une santé inaltérable.

Mais les exemples de santé s'alliant avec les écarts de régime n'étant pas rares, le doute dut naître dans les esprits peu disposés à se laisser convaincre.

Les préceptes qui heurtent les usages consacrés par le temps font rarement fortune. Ils échouent toujours contre les séductions du plaisir. D'ailleurs n'est-il pas une infinité de causes génératrices des maladies, qui sont indépendantes de la volonté ? et la nature n'a-t-elle orné la terre de tant de productions délicieuses que pour flatter les sens de la vue et de l'odorat, et les défendre à celui du goût ? C'est ainsi que l'on croit se justifier en arguant de la munificence du Créateur !

Priessnitz répond : Mais ne peut-on borner ses appétits aux besoins que nous a faits le climat sous lequel nous sommes nés ? S'il est vrai que l'auteur de la nature ait partout placé le remède à côté du mal, pourrait-on, sans blasphémer, lui refuser d'avoir également par toute la terre mis l'alimentation en harmonie avec les besoins ? Qu'ont à faire sur nos tables ces fruits dont la nature a destiné les sucs à rafraîchir un sang brûlé par le soleil, lorsque nous ne connaissons les extrêmes ni du chaud ni du froid ? et ces substances aromatiques dont elle a couvert le sol des contrées où les ressorts de la vie ont sans cesse besoin d'être remontés, s'accommodent-elles bien aux constitutions éminemment vitales des climats tempérés ? Que l'homme, en se faisant cosmopolite, se façonne aux usages des pays où il n'est point né, non seulement il fait un acte de raison, mais encore il obéit à l'instinct, ici plus puissant que la raison. Mais que l'habitant des zones tempérées vive à la manière de l'Africain, il y a ici contradiction, opposition aux lois de la nature, hostilité contre elle (1). C'est pourtant dans cet état perpétuel

____

(1) Voyez *Traité des maladies des Européens dans*

de guerre entre l'alimentation et l'organisme humain que s'est placée la société. Où trouver aujourd'hui, même au sein de la pauvreté, une table où l'assaisonnement ne défigure pas l'aliment ? On le croit sans influence pernicieuse sur nos humeurs. Ne stimule-t-il pas l'appétit, en relevant la saveur de l'aliment ? Eh ! c'est là précisément le piége où on se laisse prendre ! Manger avec satisfaction est sans doute une douce chose, mais manger au-delà du besoin, peut-il être innocent ? Ne voit-on pas que cette surcharge demande à l'estomac un effort double pour l'assimilation ? Les disciples de la gastronomie le savent si bien, qu'ils appellent au secours de cet organe les vins spiritueux et l'arôme du moka, déjà devenus insuffisans, et que l'on ne manque pas de corroborer d'un verre de liqueur, trivialement nommé *pousse-café*. Et l'on veut que ces infractions, répétées tous les jours, ne soient pas des sources de maladies !

J'en appelle aux amis de la bonne chère ! Qu'ils disent si la plénitude de l'estomac, la

---

les pays chauds, par le docteur Thévenot. Paris, 1840, in-8. — *De l'influence des climats sur l'homme*, par le docteur Foissac, Paris, 1837, in-8.

fermentation vineuse et aromatique de la pâte alimentaire leur laissent après le repas la même activité d'esprit et de corps. Qu'ils indiquent une autre source à cette soif incommode qu'ils noient dans des torrens d'eau sucrée ? Qu'ils disent encore si, avant de connaître cette piquante manière de dîner, ils connaissaient les vomitifs et les purgatifs chargés de désobstruer leur ventre ; s'ils avaient besoin des potions amères auxquelles leur estomac languissant redemande de l'appétit. Grâce à l'art du médecin, tout rentre dans l'ordre, mais c'est pour faire place à de nouvelles perturbations ramenées par de nouveaux écarts. Et l'on se plaint de l'impuissance de la médecine. Le moyen de se sécher lorsque l'on reste sous la gouttière !

Aussi long-temps que les organes de la digestion pèchent seuls à la suite de ces écarts, la médecine est encore en possession d'y remédier, bien que ses remèdes laissent après eux des traces d'affaiblissement, résultat inévitable de l'irritation provoquée. Mais elle ne tarde pas à être inhabile, lorsque les sucs viciés, après avoir engorgé les viscères du bas-ventre, font irruption dans la masse du sang.

Jusqu'ici les vices du régime n'ont été punis que par des maladies aiguës, dont la nature, aidée de l'art, a su triompher. Mais bientôt la scène change. La faiblesse, la langueur, l'impotence ont remplacé la fièvre et tous les symptômes violens qui l'accompagnent. La nature, sans cesse occupée de son salut, a sauvé les organes nobles aux dépens de ceux qui sont moins essentiels à la vie. On voit apparaître des douleurs de tous genres, spécialement la migraine, l'oppression de poitrine, les palpitations de cœur, la crampe d'estomac, la diarrhée, la constipation, les hémorrhoïdes, les flueurs blanches, le rhumatisme, la goutte, et nombre d'autres affections chroniques qui, tout en respectant la vie, la rendent misérable.

Redisons-le encore, c'est en vain que l'on voudrait attribuer toutes ces dégénérations de l'organisme à des causes étrangères aux vices de régime. Elles peuvent, sans doute, être le résultat d'une maladie aiguë mal jugée (car la nature n'est pas infaillible), devoir leur génération aux erreurs de la médecine, moins infaillible encore que la nature. Mais les causes qui les ont produites sont accidentel-

les , tandis que les vices de régime sont per-
manens.

Qu'on cesse donc de s'aveugler sur les sources de ces mille et une incommodités , de ces
affections anormales qui rongent et défigurent
aujourd'hui l'espèce humaine. L'homme est ,
dans l'ordre physique comme dans l'ordre moral, l'artisan de ses maux. Fatal usage qu'il fait
de sa raison ! lorsque l'instinct ne lui a pas été
refusé plus qu'aux espèces secondaires, chez
lesquelles les maladies sont d'autant plus rares
que leur régime de vie demeure invariable.
Détournés de l'ordre de la nature , introduits
dans la domesticité , associés en quelque sorte
à nos jouissances , nous les voyons perdre la
beauté de leurs formes , la fleur de leur santé ,
en échange de quelques gentillesses , parodie
de notre civilisation.

Si cette assertion, que je crois avoir démon-
trée jusqu'à l'évidence, laissait encore subsister
le doute dans quelques esprits , il reste , pour
le dissiper, le témoignage de ce trop petit nombre de disciples de la tempérance, qui ont pénétré les vues de la nature et sont fidèles à ses
préceptes. Plus convaincant encore est le té-

moignage de ceux auxquels une maladie grave fit expier leurs excès, et que l'expérience a ramenés à la modération.

Si l'on objecte qu'il n'est point démontré que tout autre régime n'eût point altéré la santé des premiers, qu'au moins on ne refuse point croyance à ces derniers, lorsqu'ils affirment qu'ils ne furent délivrés de leurs souffrances, contre lesquelles la médecine se montra impuissante, que par la réforme d'un genre de vie en hostilité permanente avec les lois de la nature. L'établissement de Graefenberg en offre un grand nombre d'exemples.

Grevés de douleurs et d'un commencement d'infirmité, quelques malades, auxquels la médecine avait retiré ses secours devenus inefficaces, sont venus demander au fondateur de l'hydrosudopathie le miracle de leur rétablissement. On a vu dans le cours de cet ouvrage à quelles conditions sont soumises les personnes dont il se charge d'opérer la guérison. Souvent il leur a suffi du régime qui y est imposé, pour rentrer dans la possession d'une santé qui leur paraissait à jamais perdue. La grande et héroïque cure ne leur fut point administrée, l'expérience de Priessnitz ne la trouvant commandée que par la vétusté d'une maladie qui a poussé de profondes racines dans l'organisme. Une nourriture saine, de fréquens exercices à l'air libre, et l'eau bue en abondance firent les frais de leur guérison.

Il est un adage dont jusqu'ici on ne s'est point avisé de contester la vérité : c'est que *Qui peut le plus*, *peut le moins*. Les affections les plus graves, les plus rebelles à la médecine, ayant été guéries à Graefenberg, ainsi que nous l'avons vu dans les descriptions qui en ont été faites, celles d'une moindre gravité y trouvent une guérison prompte et assurée.

On ne contestera pas davantage à l'eau fraîche la vertu d'humecter, d'atténuer, de délayer, de dissoudre ce qui est sec, visqueux, épaissi et endurci. C'est l'attribut de la fluidité. On conçoit également que ce liquide, mis en contact avec la totalité de l'organisme, doit le rafraîchir et le fortifier. C'est l'attribut du froid. Ces vérités admises, la guérison des maladies reçoit une application facile. Aidée par la propriété dissolvante et fortifiante de l'eau froide, son premier besoin, la nature ne rencontre plus d'obstacle à l'expulsion des humeurs viciées. Tous les couloirs sont ouverts. Divisées, atténuées, délayées, elle s'y portent selon les lois imprescriptibles de l'organisme, qui destine ces organes à leur élimination. La peau, ce grand organe excréteur, comme le témoignent les éruptions, les exanthèmes de tout genre, dont elle se couvre dans la terminaison des maladies tant chroniques qu'aiguës, joue le premier rôle au milieu des organes ses collaborateurs(1). Constamment stimulée et fortifiée tout à la fois par la transition du chaud au froid et du froid au chaud, baignée journellement par d'abondantes sueurs, elle attire à elle la plus grande partie des matières morbifiques, en épure le sang, délivre les organes qui en étaient le siége, sans exposer au moindre affaiblissement l'organisme, que soutient une nourriture saine et abondante, que corroborent les bains froids, les douches et l'exercice fréquent à l'air libre. Telle est la série des procédés

----

(1) Voyez *Traité des malad. de la peau*, par P. Rayer. Paris, 1835, 3 vol. in-8, et le bel atlas qui l'accompagne, où sont figurées toutes les altérations de la peau.

curatifs qui frappent les yeux de tout observateur non prévenu." Quant aux mouvemens internes de ce travail médicateur, ils sont pour nous un mystère impénétrable. On connaît les erreurs dans lesquelles la médecine est tombée de tout temps pour avoir voulu soulever le voile qui couvre les opérations de la nature, dont elle doit se borner à imiter les œuvres.

Priessnitz place en première ligne des instrumens que l'hydrosudopathie met en œuvre, une nourriture saine et l'exercice. La première est destinée à réparer la perte des sucs entraînés par la sueur et les évacuations de toute espèce. L'exercice rétablit l'équilibre entre tous les systèmes de l'organisme, favorise l'élaboration des sucs nouveaux et leur distribution, qu'il met en harmonie avec les besoins de chaque organe.

On s'est beaucoup récrié contre une méthode curative si peu proportionnée aux forces des malades, et si contradictoire avec ce qui jusqu'ici a été cru, professé et pratiqué.

Je suis forcé d'en convenir, les procédés de l'hydrosudopathie n'ont rien d'aimable, et la guérison semble mise à un bien haut prix. Non;

Graefenberg n'est point un lieu de plaisir. On n'y voit pas le temple de Momus à côté de celui d'Esculape. Mais qu'importe à celui que la douleur rend impropre à l'impression du plaisir ! Pour lui, que ses erreurs ou celles de la médecine ont condamné à d'insupportables souffrances, le plaisir est tout entier dans l'absence de la douleur. Il demande du soulagement, il implore une guérison tant de fois promise, tant de fois tentée et jamais réalisée. Il a prodigué des trésors pour l'obtenir. Ici on ne lui demande qu'un peu de courage et de la persévérance. Le premier se puise dans l'amour de la vie, et l'on persiste facilement dans une résolution qui chaque jour reçoit sa récompense. Oui, c'est de la force d'âme qu'il faut apporter à Graefenberg, la force de renoncer aux habitudes de la mollesse, qui voudrait transiger avec la sévérité d'un régime qui commande des privations.

Cependant il ne faut point apporter à Graefenberg un corps usé, des forces vitales à demi éteintes, des organes altérés dans leur structure. Non ; de tels malades ne soutiendraient pas le traitement. L'hydrosudopathie est une question adressée à la nature, qui, faute de voix, n'y répondrait pas.

Qu'on cesse donc de se faire l'écho de ces déclamations suggérées par la mollesse, quand elles ne sont point inspirées par la mauvaise volonté et peut être par la mauvaise foi. Que les adversaires de l'hydrosudopathie se donnent la peine d'aller à Graefenberg ; ils y verront des femmes délicates, des enfans, supporter sans faiblir le traitement qui de loin leur fait ou paraît leur faire tant de peur.

L'objection dirigée contre la contradiction de ce mode de curation avec les idées reçues, consacrées par le consentement des siècles, n'est par plus insoluble. Les siècles n'avaient-ils pas établi nombre d'erreurs, qui ont été détrônées par la découverte de la vérité ? Galilée n'a-t-il pas donné un démenti aux astronomes ses prédécesseurs ? La médecine n'a-t-elle pas été forcée d'admettre la circulation du sang, à laquelle, avant Harvey, elle ne voulait pas croire, en dépit des battemens du cœur et des artères. L'aveu d'une erreur de plus ne l'humiliera pas.

Substituer l'eau froide à l'eau chaude est,

sans doute , une forte antithèse. Supprimer les médicamens , comme étant eux-mêmes des maladies , semble un paradoxe , plus que cela , un déni d'humanité. Vouloir que l'eau, le régime et le mouvement suffisent à la guérison des maladies est une impraticable simplification de l'art de guérir. Tel est le langage du plus grand nombre des médecins, la plainte gémissante des amateurs de remèdes , un objet de doute pour ceux même qui les redoutent.

On peut répondre aux premiers par les écrits de quelques médecins célèbres et consciencieux, qui ont rendu hommage à ces vérités nouvelles ; dire aux seconds que l'eau est pour le goût bien préférable à la rhubarbe et au séné ; aux derniers, que le doute ne peut résister à l'évidence des faits. Je comblerai la mesure des preuves en répétant ce qui est affirmé dans cet ouvrage, qu'en 1836 Graefenberg a vu arriver quatorze médecins qui , après avoir épuisé toutes les ressources de leur science et celle de leurs collègues, pour se guérir, sont venus demander à Priessnitz leur guérison qu'il opéra. Se peut-il un témoignage plus flatteur pour le fondateur de l'hydrosudopathie, et un aveu plus convainqnant de l'excellence de sa méthode curative ?

Je n'insisterai pas davantage sur des faits dont la notoriété publique porte un défi à l'esprit d'incrédulité et à celui de malvaillance. J'en ai dit assez pour inspirer la confiance et rendre l'espoir aux infortunées victimes du régime en usage et des drogues médicinales demeurées impuissantes.

Le lecteur jaloux d'approfondir le mode d'action de cet agent unique dans la cure des maladies, trouvera dans le résumé qui suit un petit cours de médecine à l'usage des partisans de l'hydrosudopathie.

Les maladies sont un trouble de l'harmonie des organes qui fonctionnent pour le maintien de la vie et de la santé.

A les juger sur les noms qu'on leur donne, et d'après les formes sous lesquelles elles nous apparaissent, elles sont nombreuses.

En les ramenant à leurs causes productrices, on peut en réduire considérablement le nombre.

La multiplicité des formes n'implique point celle des causes. Elle est le résultat de la diversité des organes, dont chacun a des fonctions différentes à remplir.

L'air, l'eau, les lieux, le repos, le mouvement, la veille, le sommeil, les alimens, les boissons, les passions sont les élémens de la vie physique et morale (1). Leur juste pondération est conservatrice de la santé. Leur inégale répartition est la source des maladies.

L'homme n'est pas toujours le maître de la pureté de l'air et de l'eau, de la salubrité des lieux qu'il habite. Mais il l'est toujours du mouvement et du repos, de la veille et du sommeil, de ses alimens et de ses boissons. La raison peut imposer un frein à ses passions.

La religion a placé la gourmandise au nombre des sept péchés capitaux. La médecine l'accuse avec raison de la production d'un grand nombre de maladies. Celles même qui lui sont étrangères en reçoivent de la gravité,

____

(1) Voyez C. Hufeland, *La macrobiotique, ou l'art prolonger la vie de l'homme*, suivie de conseils sur l'éducation physique des enfans, trad. de l'allemand par A.-J.-L. Jourdan. Paris, 1838, in-8.

par la complication qu'elles contractent avec ses produits.

Je laisse après moi, a dit en mourant un médecin célèbre, deux grands médecins : la diète et l'eau. Qui de nous n'a pas remédié à une indisposition légère, fait avorter une maladie grave qui commençait, en se mettant à la diète et en buvant de l'eau ?

Que les maladies soient aiguës ou chroniques, le médecin commence par nétoyer les premières voies avec des vomitifs et des purgatifs, puis il introduit dans les secondes les remèdes propres à favoriser le travail de la nature, dont il sait qu'il n'est que le ministre.

Que fait Priessnitz ? les mêmes choses avec de l'eau.

L'eau est le plus grand dissolvant de la nature.

Les premières voies sont-elles engorgées, l'eau délaie, atténue, divise et étend ce qu'elles renferment d'impur, que l'estomac et les intestins finissent par rejeter. Il l'administre froide, parce que cette température est tonique, fortifiante, et que la nature a besoin d'énergie pour en opérer l'expulsion.

La maladie siége-t-elle dans le sang, ses produits sont-ils déposés dans les divers organes de l'économie animale, qui mieux que l'eau peut rendre la fluidité à ce qui est épaissi, émousser ce qui est acrimonieux, ranimer ce qui languit, éteindre ce qui brûle, et rouvrir tous les couloirs par lesquels doivent s'échapper les humeurs nuisibles ?

Un procédé sudorifique, inconnu jusqu'à Priessnitz, provoque la transpiration, sans fatiguer l'organisme. On l'entretient avec une abondante boisson d'eau froide, qui étanche la soif, humecte et rafraîchit le sang, remplace les sucs perdus et soutient le ton de toutes les fibres.

Le bain froid dans lequel est plongé le corps couvert de sueur, mais exempt de toute agitation des deux systèmes de la respiration et de la circulation, rend à la peau le ton et l'énergie que la transpiration lui a fait perdre. L'exercice qui y succède restitue au corps la chaleur perdue. Il n'est pas un seul exemple de refroidissement causé par cette subite transition du chaud au froid, phénomène qui s'explique par le calme général de l'organisme.

La douche a pour objet d'ébranler les sucs viciés, identifiés avec les organes, et de les appeler à la peau stimulée par la percussion.

Les bains locaux sont dirigés vers le même but. Ceux de siége et de pieds ont l'admirable propriété de détourner les humeurs qui menacent la tête et la poitrine.

Les fomentations se recouvrent ou non d'un linge sec. Les premières sont échauffantes, les secondes rafraîchissantes. On tient les premières constamment appliquées sur les parties engorgées, avec complication de faiblesse. Les dernières rafraîchissent puissamment les parties enflammées.

La fin de tous ces procédés réunis est le transport des humeurs morbifiques à la peau sous la forme d'éruptions, de furoncles et d'abcès.

Ces éruptions, nommées crises, sont un signe certain de la guérison.

Après l'expulsion des sucs viciés, leur remplacement par des sucs balsamiques; après la restauration du système digestif, la résolution des obstructions, la libération de tous les organes, et le rétablissement de l'harmonie des

fonctions vitales et animales , il ne peut rester,
et ne reste en effet , que la santé , que rempor-
tent les malades en quittant Graefenberg. Trésor qu'ils conservent en demeurant fidèles au
régime auquel ils doivent son acquisition.

On ne manquera pas de voir dans cette apo-
logie de la méthode curative de Graefenberg
une profession de foi médicale, et l'on ne se
trompera pas. Mais on se tromperait fort en y
cherchant une dénégation des principes qui
furent jusqu'ici, et sont encore, la règle de
ma pratique.

Le médecin a-t-il une autre mission que celle
d'apaiser la douleur, de calmer l'irritation ,
d'éteindre la chaleur brûlante , compagne de
l'inflammation et de la fièvre, d'humecter, d'atténuer, de délayer ce qui est sec , épaissi ,
endurci, d'envelopper et d'émousser les acrimonies , de résoudre les engorgemens, de dissiper les congestions, de tenir ouverts tous les
couloirs excréteurs, d'y faire converger tous
les mouvemens, d'y appeler les humeurs nuisibles, d'en opérer l'évacuation, enfin de soutenir les forces du malade , de les tenir en
rapport avec les besoins de la nature, seul fac-

teur de ce grand travail, dans l'accomplissement duquel le médecin, son serviteur, ne doit
que l'aider et jamais la contrarier? C'est bien là,
je pense, le ministère de la médecine, dont je
viens de décrire les intentions et les actes.

Que si l'on objecte qu'un remède unique ne
peut suffire à remplir des indications si diverses,
je répondrai que ce remède unique se multiplie
sous la main de celui qui sait en faire l'application, que les formes nombreuses sous lesquelles il est employé, répondent aux nombreuses indications que l'art doit remplir. Je
répondrai que les bains de pieds, ceux de
siége, que les bains généraux et partiels, que
la douche et les injections, bien que l'eau froide
en soit l'unique composition, sont autant de
remèdes spéciaux, ayant chacun des propriétés
distinctes, répondant aux divers besoins de la
nature.

Je répondrai encore qu'il est inexact de dire
que cette méthode curative n'a qu'un remède
unique, tandis que le médecin qui l'exerce
fait intervenir la puissance éminemment médicatrice du procédé sudorifique, lorsqu'il appelle en concurrence le pouvoir non moins in-

fluent du mouvement à l'air libre , une nourriture saine , dont l'abondance est réclamée par
cet appétit dévorant que donne le fréquent
exercice , enfin lorsqu'il commande le silence
des passions et circonscrit la sphère du plaisir
dans la jouissance des distractions d'une société
réunie dans un même esprit, dans un même
besoin.

En vérité, ce genre de médecine en vaut bien
un autre. Il a au moins l'avantage de ne point
révolter l'organe du goût, et, comme on peut
se l'administrer à soi-même, d'être à la portée
de toutes les classes.

Je terminerai ces réflexions par le récit du
traitement hydrosudopathique auquel j'ai de-
mandé du soulagement à des infirmités trop
anciennes pour que j'ose espérer une guérison,
à laquelle mon grand âge ne me permet pas de
prétendre.

Après avoir été depuis l'âge de vingt-cinq
ans affligé d'une affection hémorrhoïdale dont
les symptômes principaux étaient une constipation, un dévoiement , de violens maux de
reins , une digestion pénible, une lassitude
continuelle des extrémités inférieures et quel-

quefois de tout le corps, un mauvais sommeil, un rhume de cerveau habituel, et de temps à autre des éruptions de furoncles dans différentes régions du corps, je me sentis tout d'un coup délivré à l'apparition d'une douleur rhumatismale nommée *sciatique*, qui dura quinze mois. Le traitement dirigé contre cette nouvelle maladie n'aboutit qu'à ramener tous les symptômes qui l'avaient précédée. Force me fut de les garder, les trouvant plus supportables que la sciatique, qui me privait du sommeil et me faisait boiter.

J'arrivai avec ce triste cortége à l'âge de soixante-cinq ans, époque où je ressentis une amélioration progressive dans mon espèce de santé. Insensiblement toutes mes douleurs disparurent. Savourant avec délices ce bonheur que ma jeunesse seule avait goûté, je me parus à moi-même un nouvel homme. Séduisante illusion, qu'une affreuse réalité a trop promptement dissipée ! C'était encore un échange de douleur, la métamorphose d'une maladie en une autre plus grave. Une pierre se formait dans ma vessie.

On sait tous les tourmens attachés à la présence d'un corps étranger dans cet organe. Un habile opérateur m'en délivra. Mais il ne put, avec le corps étranger, m'enlever les causes qui présidèrent à sa formation. Le vice arthritique, auquel je devais mes douleurs antécédentes, siégeait sur les voies urinaires. La médecine pouvait seule l'en éloigner. J'eus recours à l'eau minérale d'Adelheits, en Bavière, qui opéra cette révulsion. L'humeur arthritique, abandonnant la vessie, se retrancha de nouveau sur les articulations, où elle me rendit toutes les douleurs dont ce changement de siége m'avait temporairement délivré. A ce renouvellement des douleurs il faut ajouter le tourment d'une irritation permanente, qu'après son extraction la pierre avait laissée dans la vessie, irritation qui s'exprimait par le sentiment d'une chaleur brûlante dans la région du bas-ventre, et de fréquentes envies d'uriner. Tel était l'état de souffrances alternatives dans lequel j'avais passé une grande partie de ma vie, où je paraissais condamné à en parcourir le reste, lorsque la renommée vint m'apprendre que l'eau froide m'offrait un soulagement assuré, sinon une guérison radicale.

L'épreuve n'offrait aucun danger. Je la fis, en me conformant scrupuleusemeut aux règles prescrites dans cet ouvrage, dont la première est de familiariser le corps avec l'impression de l'eau froide et l'estomac avec l'abondante boisson de l'eau, sur une échelle bien graduée. Je mis aussi mon régime et l'exercice en harmonie avec ce traitement. Aujourd'hui je bois quinze verres d'eau dans l'espace de vingt-quatre heures, dont huit avant le déjeuner, trois pendant le dîner, et les quatre derniers dans la soirée. Je prends un bain de siége de la durée d'une demi-heure, après le huitième verre du matin, et le soir je ne me couche qu'après avoir fait sur tout le corps une ablution d'eau froide. La région du bas-ventre, siége des hémorrhoïdes dont je suis affecté depuis cinquante ans, et de cette chaleur incommode dont j'ai parlé, demandant une application immédiate de l'eau froide, je m'administre, après avoir été à la garderobe, un lavement d'eau froide que je garde sans la moindre peine; il est absorbé comme un verre d'eau dans l'estomac.

Voudra-t-on le croire? aujourd'hui j'ai réduit mes douleurs à un silence presque absolu. Mon appétit est des plus vifs, ma digestion prompte et facile, les évacuations alvines réglées, le ventre et la vessie délivrés de cette chaleur brûlante, le sommeil long et tranquille, comme ne le connaissent point les vieillards, les forces remontées, pouvant fournir à de longues promenades sans tomber dans cette sueur débilitante que je ne pouvais éviter au moindre exercice. Je n'ai pas besoin d'ajouter que l'âme participe à ce bien-être du corps.

Voilà pourtant l'effet bien remarquable de ce régime si redouté, tant décrié, que je ne suis que depuis quelques mois. J'ai dit de ce régime; car on ne peut lui donner le nom de cure que lorsqu'on lui associe le procédé sudorifique et la douche, principaux instrumens des crises.

Priessnitz les regarde comme indispensables à la guérison radicale des maladies dans lesquelles les humeurs jouent le principal rôle. Il est ici d'accord avec les médecins de tous les temps, qui ne croient à une véritable guérison qu'après l'évacuation de l'humeur morbifique. Il diffère d'eux en ce que la peau lui paraît plus propre que toute autre voie à son expulsion. A cet égard il préfère être d'accord avec la nature, à laquelle ce procédé semble être plus familier. Sont exceptées les affections nerveuses, que l'on peut considérer comme le produit d'une répartition inégale de la vie dans les divers systèmes de l'organisme. Le redressement du régime suffit toujours à leur guérison. Mais, pour les uns et les autres, hors du régime point de salut. L'eau est tout à la fois le médecin du corps et de l'âme. Nous croyons avec la religion que l'eau du baptême purifie l'âme du péché originel ; croyons aussi, avec l'expérience, qu'elle est pour nos péchés sensuels le rédempteur du corps humain.

RELATION D'UN VOYAGE A GRAEFENBERG, ET RÉFLEXIONS SUR CET ÉTABLISSEMENT,

PAR J. GROSS (1).

En approchant de la ville de Freywaldau, quelle fut ma joie et ma surprise, lorsque, jetant les yeux par hasard à gauche, j'aperçus et je reconnus, par la lithographie que j'en possède, le petit hameau de Graefenberg avec ses maisons éparses, bâties sur la pente de la montagne dont il tire son nom. Arrivé à l'endroit où l'on quitte la grande route de Freywaldau pour enfiler le mauvais chemin qui mène à Graefenberg, je fus très-étonné de voir que personne

(1) Extrait de son ouvrage : *L'eau fraîche, comme excellent diététique et admirable curatif, ou des vertus médicales de l'eau fraîche et de son usage, tant pour conserver la santé que pour la rétablir,* Léipzick, 1840, in-12.

n'eût encore eu la bonne idée de faire planter un simple pieu en terre , portant l'inscription : «chemin de Graefenberg, » pour avertir le pauvre voyageur malade et harassé de fatigue, que c'est ici qu'il touche au terme de son voyage et de ses souffrances , et pour l'empêcher de passer outre et d'entrer à Freywaldau , ce qui l'obligerait à en revenir sur ses pas.

Dès ce moment une foule d'idées vinrent assiéger mon esprit ; il me fut impossible de rester plus long-temps en voiture ; je descendis, et je m'acheminai d'un pas accéléré vers la montagne fameuse dont l'écho résonne aujourd'hui jusque dans les pays les plus reculés de la terre cultivée , m'abandonnant aux rêveries de mon imagination , qui me présentait l'eau du petit ruisseau murmurant à côté de moi comme écoulée des bains de Graefenberg, et par conséquent impure, infecte et imprégnée de venins syphilitique, scrofuleux et goutteux. Les maisons que je voyais au dessus de moi me paraissaient être autant d'habitations de princes et de princesses enchantées, dont les corps , ayant pris toutes sortes de formes hideuses, étaient devenus perclus, paralytiques, lépreux, etc.

Au milieu d'eux je me figurais le grand et bénin magicien Priessnitz occupé à les toucher de sa baguette merveilleuse, et à leur rendre l'allure, la vue, l'usage et la pureté de leurs membres. Et quelle est cette baguette mystérieuse et bienfaisante ? C'est l'eau froide, toute commune, toute simple, toute pure; et c'est précisément parce que ce n'est que de l'eau, que le monde est assez prévenu, assez aveuglé, pour pour ne pas ajouter foi aux prodiges qu'elle peut opérer.

Enfin, je me vis face à face avec ce phénomène médical. Je le trouvai moins joli et moins spirituel, ou pour mieux dire, moins fin et rusé qu'il n'est dans le portrait que j'en ai ; par contre celui-ci n'a pas l'expression de bonhomie, de calme et de réflexion répandue sur toute la physionomie de Priessnitz.

Il me présenta à sa femme ; c'est une jolie blonde, fort simple, mais de beaucoup d'esprit ; elle connaît l'économie à fond, et conduit seule tout le ménage, qui n'est que trop considérable. Tous deux n'ont ni les manières ni les vêtemens des paysans ; ce sont, à proprement parler, des bourgeois de Freywaldau.

J'avais pris la précaution, indispensable pour quiconque veut se rendre à Graefenberg, de me faire annoncer préalablement chez Priessnitz , afin de m'assurer d'une chambre. Malgré cela, je ne trouvai plus de place dans aucune des quatre habitations qui lui appartiennent, et je fus logé dans une des maisons de paysans les plus proches , bâties çà et là sur le plan incliné de Graefenberg , les unes au dessous des autres. Ah! quel mauvais logement ! Nos domestiques ne s'en accommoderaient pas, même à la longue, et l'habitant délicat d'une ville y trouverait de quoi se dégoûter de toute la cure , si les souffrances dont il veut se débarrasser à tout prix ne l'engageaient à se résigner et à faire de nécessité vertu. Mon hôte me conduisit, par un mauvais escalier très-étroit et presque perpendiculaire , placé à l'entrée aussi basse que sale de la maison , dans une toute petite chambrette cloisonnée et si basse que moi, qui n'ai guère plus de cinq pieds de haut , je fus obligé de me baisser pour ne pas donner de la tête contre les poutres de traverse qui soutiennent le plafond planchéié.

Pour tout mobilier, je ne vis qu'un bois de lit

25.

rempli de paille recouverte d'un lit de plumes assez mince, d'un seul drap, d'un lit de dessus fort grand et fort lourd pour servir de couverture, et de deux oreillers ; puis une armoire à deux tiroirs, une petite table et deux chaises, le tout grossièrement travaillé en bois de sapin ; enfin un tire-botte, un pot de chambre, une bouteille, deux verres, et une énorme terrine pour lavoir.

Celui qui ne saurait se passer de matelas, en trouve à louer à Freywaldau, situé à un quart de lieue de Graefenberg. Je remarque en passant que, comme les matelas sont tous les jours mouillés, par suite des fortes sudations, surtout dans le milieu, où se concentre l'eau, et qu'il est souvent impossible de les faire sécher, l'épouse de Priessnitz a eu la bonne idée de faire diviser les siens en trois pièces ou coussins, ce qui fait qu'on peut les changer, ainsi que les manier et les sécher plus facilement.

Du reste je recommande à tous ceux qui sont dans le cas de visiter Graefenberg, ou tout autre établissement analogue, de ne pas oublier de prendre avec eux, non seulement toutes les pièces nécessaires pour le lit, surtout une cou-

verture , des oreillers et des draps , mais
encore des serviettes et du linge pour compresses , ainsi que quelques vêtemens chauds,
surtout un bon manteau ; puis miroir, parapluie , ciseaux , couteau , papier, plumes et
encrier, sans oublier une montre, et autres petites bagatelles dont on pourrait avoir besoin.

J'eus à peine arrangé mes petites affaires,
que la cloche du haut de la grande maison de
Priessnitz m'annonça l'heure du dîner. En entrant dans la salle à manger, qui a quatre-vingt-
dix pieds de longueur , je fus très-surpris de
voir tant de monde rassemblé : cent soixante-
huit personnes , assises pêle-mêle et sans distinction d'âge ni de rang, à trois tables placées
en file. Prissnitz préside au haut de la première
table à gauche , et ne manque jamais ni au déjeuner, ni au dîner, ni au souper ; c'est là qu'il
donne ses audiences publiques ; aussi est-il continuellement mis en réquisition par les convives,
dont chacun a quelque chose à lui rapporter
ou à lui demander, et tout cela se fait à haute
voix, sans gêne, sans retenue. Il est étonnant de
voir régner une gaieté si bruyante au milieu de
tant de malades.

On servit une soupe avec des fritures , du bouilli avec une sauce aigre , et, à ma fort grande surprise , avec d'énormes concombres confits au sel , qui sont ici à l'ordre du jour , puis des pois verts, avec des beignets de viande hachée. Au lieu de légumes, qui, à l'exception des choux et de la choucroute , sont assez rares ici , on sert alternativement du veau , du mouton , du porc , ainsi que des poulets et des canards rôtis, avec de la salade ou de la compote , ou bien toutes sortes de farineux assez grossiers.

Du beurre frais sert tous les jours de dessert.

Durant les seize jours que j'ai passés à Graefenberg, j'ai été satisfait de la cuisine ; tout était bon , tendre et savoureux. Je trouve très-injustes les plaintes que l'on entend porter en général à cet égard. Quand de temps à autre la viande , surtout de bétail frais-tué , est un peu coriace , ou que tel ou tel mets a moins bien réussi, c'est à grand tort qu'on l'impute à Priessnitz ou à son épouse ; il faut être juste, il n'y a pas de ménage où l'on puisse s'en garantir. La seule chose dont j'ai trouvé à me plaindre, c'est le pain-bis qu'on mange. On le sert trop frais-cuit, de sorte qu'il est toujours mou et humide. Du reste, on trouve toute la journée des personnes assises dans le corridor, qui vendent non seulement du pain blanc, du pain au lait et une espèce de pain d'épice sans épices qui doit exciter la soif, mais encore des fruits, tels que la saison les donne, et dont l'usage n'est pas interdit.

Tout le monde boit beaucoup d'eau fraîche à table ; vingt à trente verres, trois à quatre pots, par jour, forment la portion ordinaire. Priessnitz en recommande l'usage copieux à tous ses patiens, tant pour réparer la déperdition de liquide causée par les fortes transpirations journalières, que pour servir de remède, en délayant, dissolvant et favorisant l'évacuation des substances morbifiques. Aussi voit-on les domestiques sans cesse occupés à aller remplir les bouteilles de l'eau excellente et très-froide d'une fontaine qui jaillit à deux pas de la salle à manger, et que matin et soir on voit entourée de convives qui se divertissent à boire à qui mieux mieux. C'est bien dommage que précisément cet endroit qui, dans tous les bains, présente un aspect si agréable et si riant, soit traité ici avec une négligence et une nonchalance inconcevables ; loin d'y être à couvert, on est en proie à un courant d'air continuel; tout y est malpropre, sale, et même dégoûtant et peu décent, à cause du voisinage des commodités, très-peu soignées elles-mêmes.

Tout le traitement, dans cette cure, ne tendant qu'à activer l'économie et à donner à la puissance médicatrice naturelle l'énergie nécessaire pour se débarrasser du mal , et pour éliminer la matière morbifique, Priessnitz, bien éloigné d'affaiblir l'organisme en lui enlevant la nourriture, et de prescrire à ses malades une diète rigoureuse (à l'exception des épices exotiques et de toutes les liqueurs spiritueuses, qui sont interdites), a pour principe de ne point les gêner du tout, et de leur permettre de manger autant qu'ils en ont envie. Il leur fait servir même des alimens solides, grossiers et peu faciles à digérer, dans l'intention de leur inspirer du courage et de la confiance , sentimens qui ne peuvent manquer de naître dans leur âme, dès qu'ils s'aperçoivent qu'au milieu de leurs souffrances ils mangent avec bien plus d'appétit, et des portions bien plus grandes, qu'ils ne faisaient chez eux en temps de santé , et que leur esto-

mac digère même des choses qu'ils ne se seraient pas permis de manger lorsqu'ils se portaient bien, à moins de s'exposer à toutes sortes d'inconvéniens et de malaises.

Il faut convenir que c'est un point très-im-
portant, et qui donne à la cure hydriatrique un
avantage bien saillant sur toutes les autres mé-
dications usitées de nos jours, savoir que, loin
d'assujétir le malade à des privations souvent
bien dures par rapport au manger et au boire,
elle excite et accroît le besoin de manger, et
force même le malade, non sans le surprendre
et lui causer de la joie, à manger plus qu'il ne
faisait dans l'état de santé. Cela ne peut pas
étonner, quand on réfléchit que tous les moyens
d'action que cette cure met en usage chaque
jour, tels que faire suer, baigner, doucher,
boire, prendre l'air, grimper les montagnes, etc.,
sont bien propres à exciter l'appétit, et que
tout le genre de vie qu'on mène ici, cause à
l'économie, pour m'exprimer ainsi, des dépenses considérables et continuelles qui ne peuvent
être réparées que par une recette proportionnelle.

Aussi je puis assurer que ce que je vis au

dîner auquel j'assistai à Graefenberg, surpassa toutes mes attentes ; car je vis manger tout le monde, sans distinction, avec un tel appétit, et manger en telle quantité, que, si je n'eusse eu la conviction de me trouver au milieu de malades attaqués des maux les plus divers et la plupart jugés incurables par les gens de l'art les plus instruits et les plus célèbres, j'aurais cru ne voir que des manouvriers affamés, robustes et pleins de santé.

Malgré cela, je n'hésite pas à dire que cette manière de manger goulûment de la plupart des patiens de Priessnitz est dégénérée en manie, en excès, en vice, et qu'elle ne peut pas être indifférente par rapport à la médication.

Je reviendrai plus tard sur cet article.

En sortant de table, je consultai Priessnitz sur ma propre personne ; je lui racontai en gros tous les maux dont j'avais eu à souffrir pendant tant d'années, et dont j'étais parvenu à me délivrer, uniquement en prenant tous les jours une lotion, de temps en temps quelques bains partiels, ou en appliquant des compresses sur telle ou telle partie, et que de toutes mes indispositions il ne me restait qu'un rhume de cerveau chronique, dont je ne pouvais me défaire et qui m'incommodait beaucoup.

Je l'assurai, toutefois, que c'était, non cette petite indisposition, mais bien l'envie de faire sa connaissance, de voir de mes yeux son bel établissement, et de m'initier moi-même dans toutes les parties de sa méthode curative admirable, qui m'avait fait entreprendre le voyage de Graefenberg. Il fut d'avis que sa cure, principalement la sudation et le bain subséquent, ne manquerait pas d'avoir des effets fort salutaires par rapport à ma santé, et il me conseilla de prendre dès le soir même un bain préparatoire, et de m'adresser à ce sujet à mon hôte. Il faut savoir que chaque paysan, propriétaire d'une maison à Graefenberg, fait valoir toutes les pièces de sa maison dont il peut se passer, pour les louer aux patiens de Priessnitz qui n'ont pas de plac e chez lui. Chacun a pour cette fin près de sa maison une fontaine d'eau vive, dont l'eau, moyennant des tuyaux, est conduite dans une pièce attenante à l'habitation et renfermant tout l'appareil de la cure. Outre cela, l'usage l'ayant rendu familier avec le maniement du traitement, il fait le garçon baigneur auprès des hommes , de même que son épouse fait la servante des bains auprès des femmes. Le prix fixe du loyer pour une chambrette est un florin de convention , ou 2 francs 50 centimes à peu près, par semaine, autant pour le lit, et 40 criches ou 1 franc 40 centimes pour le service , également par semaine (1). Pour revenir à mon bain préparatoire , mon hôte me fit déshabiller tout nu, me couvrit d'un drap de lit, et de mon manteau par dessus , mit des pantoufles tissues de paille à mes pieds , et puis me mena dans la petite chambre à bain, où il me fit entrer dans une baignoire remplie, à une hauteur de quelques pouces , d'eau dégourdie d'à peu près 18° R. , me lava et me frotta de la tête jusqu'aux pieds à diverses reprises, et me ramena enfin dans le même costnme à ma chambre,

____

(1) Toutes les dépenses nécessaires pour table , loyer, etc., se montent à 2 francs 50 centimes par jour , ou 75 francs par mois , sans compter l'honoraire pour Priessnitz, qui est arbitraire. On assure cependant que l'affluence excessive des étrangers a fait depuis hausser le prix du loyer de plus du double.

où , après m'être essuyé en frottant , je repris mes vêtemens pour faire un tour de promenade.

C'est un grand inconvénient pour les malades logés dans ces maisons de paysan , que les chambres à bain ne se trouvent pas dans la maison même , et que par conséquent , déshabillé comme on est , il faille, pour y parvenir, faire un trajet plus ou moins long, pendant lequel on est exposé à l'intempérie de l'air, et marcher même dans la boue, vu que les avenues ne sont pas même élevées, ni pavées.

Priessnitz fait prendre ces ablutions ou bains préparatoires à tous les nouveaux-venus pendant un temps plus ou moins long , selon l'état de la maladie, et le degré de sensibilité du patient , avant de lui permettre de se plonger dans l'eau froide ; il est même des cas où , durant toute la cure, le malade doit s'en tenir à ces bains.

A sept heures du soir , la cloche m'appela au souper, qui, de même que le déjeuner, ne consiste qu'en lait froid et en beurre frais, avec du pain bis. Du reste, cette couple d'heures qu'on passe le soir dans la salle à manger, avant d'aller se coucher , sont ordinairement les plus agréables. Il est permis de fumer ; on jase, on joue, mais jamais aux cartes ; on fait de la musique , on chante , et de temps en temps on se divertit à danser. D'ailleurs c'est aussi le temps de l' arrivée , désirée souvent bien ardemment, du messager de la poste, qui apporte les lettres qu'on reçoit et prend celles qu'on a écrites.

Fatigué du voyage, comme j'étais , je quittai d'assez bonne heure la salle, pour aller me coucher; il pleuvait bien fort, et je fus fort étonné, en sortant dans la rue, de voir qu'il y faisait noir comme dans un four. Après avoir fait quelques pas inutiles dans la boue , il fallut m'en retourner, pour me faire éclairer par un domestique muni d'une lanterne , jusqu'à mon logement. Voilà bien encore un inconvénient qu'on trouve à Graefenberg et auquel il serait si facile de remédier, si Priessnitz et les autres propriétaires voulaient faire paver les avenues de leurs maisons , rendre les chemins plus praticables, en les couvrant de sable, et enfin les faire éclairer de nuit, afin que les malades ne fussent pas exposés à s'enfoncer dans la boue, ou bien, en

descendant la montagne , à faire une glissade et
à se blesser en tombant (1).

Malgré la dureté de mon lit , je dormis profondément et tout d'un somme jusque vers les
quatre heures du matin, que mon hôte vint m'é-
veiller pour procéder à la première sudation.
Il me fit lever, ôta le drap de lit et la couverture piquée que Priessnitz m'avait prêtée, n'é-
tant pas habitué à me servir des lits de plume
de dessus, aussi lourds que chauds, dont on fait
usage dans ce pays ; à leur place il déploya la
grande couverture de laine que j'avais achetée
la veille (la grande coûte 8 florins ou 20 fr.,
la petite 6 florins ou 15 francs) , sur laquelle je
m'étendis tout nu. Après m'avoir mis l'urinal
entre les jambes , il commença l'opération ac-
coutumée de l'emmaillottement, dans laquelle
l'usage donne une grande adresse à ces gens-là,

---

(1) Depuis cette époque, et surtout depuis que le gouvernement y envoie tous les ans des inspecteurs de po-
lice , ainsi que du militaire, je ne doute pas qu'il ne se
soit fait divers changemens et améliorations à cet égard.

26.

et m'entortilla si bien et si fermement dans la couverture que je pouvais à peine me remuer ; il me passa de la même manière le grand lit de plumes de dessus et puis encore la couverture piquée autour du corps , et ayant étendu mon manteau par dessus tout cela, il finit par m'enfoncer la tête dans l'oreiller de manière à ne laisser libres que les yeux, le nez et la bouche. Cet enveloppement de la tête cependant n'a lieu que lorsque le malade ou Priessnitz l'exige. Puis il me quitta en me souhaitant un prompt succès, venant toutefois de temps en temps s'enquérir si la sueur se manifestait.

Cette manière d'être couché , sans pouvoir faire de mouvement, dans la couverture de laine dont les longs poils causent une démangeaison désagréable sur la peau, fut pour moi ce qu'il y eut de plus incommode et de plus gênant dans toute l'opération, mais seulement les premières fois ; dans la suite, je me rendormais peu après avoir été emmaillotté , quoiqu'on prétende que cela n'est pas bon. Étant d'un tempérament plus sec qu'humide , il me fallut rester deux bonnes heures dans cette attitude , jusqu'à ce que la sueur produite par la concentration de la

transpiration et de la chaleur cutanée , se ma-
nifestât; chez d'autres personnes, cette éruption
se fait bien plus promptement ; d'ailleurs , elle
se règle sur la disposition momentanée du patient, le temps et l'air. Mon hôte ayant été averti
que j'étais en sueur, ouvrit la fenêtre, et vint me
donner de temps en temps de l'eau fraîche à
boire. L'un et l'autre se fait dans l'intention
de récréer les poumons , en leur faisant respirer l'air frais , de ranimer les forces du corps
et de le préserver de trop d'échauffement et de
l'affaiblissement qui s'ensuit ; outre cela l'eau
fraîche bue lorsque la sueur coule, active la
fonction transpiratoire, tandis qu'elle l'arrête,
quand elle est bue avant l'éruption de la sueur.
Un autre expédient de provoquer cette dernière , pour les personnes qui suent difficile-
ment, est le mouvement forcé du corps, le frottement des mains et des pieds, autant que faire
se peut dans l'état d'emmaillottement ; seulement il faut se garder de boire immédiatement
après un mouvement pareil. Après avoir sué
pendant deux heures , et par conséquent avoir
passé quatre heures dans cette situation peu
agréable, j'en fus délivré par Priessnitz, qui en-

tra et jugea que c'en était assez. C'est toujours à lui qu'il faut s'en tenir par rapport à la durée de la séance, et surtout il ne faut jamais la prolonger jusqu'à ce qu'on éprouve un sentiment d'affaiblissement; du reste, la durée varie d'une demi-heure jusqu'à quatre heures, en comptant du moment de l'éruption. Mon hôte ferma donc la fenêtre, me débarrassa la tête et me démaillotta promptement jusqu'à la couverture, qu'il ne desserra qu'autant qu'il fallait pour enlever l'urinal et faire entrer les pieds dans les pantoufles de paille. En même temps Priessnitz me fit asseoir et sortir les mains, qu'il arrosa plusieurs fois d'eau fraîche, en me présentant le lavoir, et me faisant laver aussi le visage. Alors je quittai le lit, et, enveloppé dans ma couverture dégoûtante de sueur, qu'on me jeta par dessus la tête, je me rendis d'un pas précipité, tout gaiement et sans éprouver le moindre sentiment d'affaiblissement ou d'incommodité, au bas de l'escalier et hors de la maison, à la chambre de bain : Priessnitz me précédait et l'hôte me suivait, portant le drap de lit et mon manteau. Après m'avoir derechef fait laver les mains et le visage et m'avoir en-

levé la couverture, Priessnitz me fit entrer d'a-
bord dans le bain préparatoire d'eau tempérée,
comme je l'avais fait la veille, pour bien me laver
et me frotter ; ensuite je me plongeai un instant dans la cuve voisine remplie d'eau toute
fraîche qui afflue sans cesse d'un côté et découle de l'autre, pour revenir aussitôt dans le
premier bain, d'où, après un bon frottement',
il me fallut de nouveau rentrer dans le froid,
m'y asseoir et plonger plusieurs fois, toujours
en frottant les membres, et enfin retourner une
dernière fois dans l'eau dégourdie, que je quittai
bientôt, affublé comme la veille, pour regagner
ma chambre, m'essuyer en frottant, m'habiller
et prendre de l'exercice. Bien loin de ressentir
le moindre frisson, j'éprouvais au contraire le
sentiment d'une chaleur bienfaisante et d'une
vigueur tout-à-fait particulière de corps et d'esprit.

La même sudation, quoique moins longue, et
le même bain eurent lieu le soir; mais, dès le lendemain, mettant de côté le bain préparatoire,
je me précipitai, tout en sortant du lit, dans le
bain froid, prenant toutefois la précaution, *qu'il
ne faut jamais négliger*, de laver mains, visage

et poitrine, avant d'y entrer. Il est vrai que le premier moment surprend ; mais comme il est d'autant plus désagréable, qu'on est plus craintif et plus lent à y entrer, je recommande de s'y précipiter tout entier , en retenant l'haleine et en s'y plongeant de manière à faire passer l'eau par dessus la tête, puis de s'y asseoir , de bien frotter le plus long-temps possible les parties malades , et d'y rester depuis trente secondes jusqu'à cinq minutes, jamais davantage, à moins que ce ne soit par ordre exprès de Priessnitz. C'est une faute bien grave que commettent plusieurs patiens , de prolonger le séjour dans le bain froid jusqu'à trente minutes , peut-être même dans l'inaction et sans avoir recours à la friction , comme au seul moyen de résister au sentiment du frissonnement.

Il est bien à propos de faire de nouveau mention ici du préjugé qui, quoiqu'il soit généralement répandu, n'en est pas moins mal fondé et démenti par l'expérience journalière, de croire que ce passage subit du chaud au froid, que cette ablution froide du produit de la plus grande chaleur, comme elle se pratique à Graefenberg et dans tous les autres établissemens

analogues, soit nuisible à la santé et puisse
même causer une attaque d'apoplexie. Ce préjugé provient uniquement des expériences bien
tristes qu'on a si souvent été et qu'on est encore
dans le cas de faire, que les personnes qui,
après *s'être échauffées et mises en sueur à force
de parler, de chanter, de travailler, de courir,
de danser*, ont dû, doivent et devront toujours
payer l'inconsidération avec laquelle elles se
permettent d'avaler quelque boisson froide, par
la perte de leur santé et même de leur vie. De
cette expérience fort juste on a cru tirer la conclusion tout aussi juste, ce qui est faux, qu'il
est nuisible et dangereux de boire froid, quand
on est en sueur : et l'on s'est imaginé que c'é-
tait la même chose, de se laver avec de l'eau
froide dans l'état de sueur.

Par rapport à la première proposition, qu'il
est nuisible de boire froid quand on sue, il faut
bien faire attention qu'il y a deux espèces de
sueur, essentiellement différentes l'une de l'autre. La première, qu'on pourrait nommer *sueur
active*, est produite par le *mouvement actif et
volontaire* du corps, par les efforts que fait tel
ou tel organe, par quelque exercice violent de

plusieurs ou de tous les membres, propre à échauffer peu à peu le sang, à le faire circuler plus rapidement dans les veines, et à augmenter ainsi la transpiration cutanée. Sans doute qu'il est fort dangereux de boire ou de se baigner à froid dans cet état de sueur, où tout l'organisme est échauffé, irrité et agité. Sous ce rapport, la conclusion susdite est juste. Mais il en est tout autrement de l'autre espèce de sueur, que j'appelle, par opposition à la première, *sueur passive*, à laquelle le corps n'a aucune part, et qui a ou peut avoir lieu dans l'état de *repos*, dans l'état *passif* du corps ou de ses membres, sans avoir été précédée d'aucun échauffement, d'aucune agitation de la part de l'organisme. Cette sueur passive ne peut être produite que par quelque influence extérieure, par la chaleur de l'atmosphère, par quelque couverture chaude et par toute opération, pour ainsi dire involontaire, qui tend à concentrer et à accroître la chaleur naturelle. Quand on sue en été dans le fort de la chaleur, sans même se remuer, quand on sue dans un endroit où il fait bien chaud, ou bien quand on sue, étant tranquillement couché dans son lit, voilà une sueur passive , durant laquelle il est non seulement permis , mais même salutaire de boire froid. On sait que , dans les pays méridionaux , qu'à Naples , par exemple , on trouve , au cœur de l'été , dans toutes les rues , des personnes qui présentent de l'eau à la glace aux passans pour se désaltérer et se rafraîchir, et que ceux-ci, quand même la sueur leur découle du front, en boivent en pleine sûreté , et sans en ressentir le moindre inconvénient. Nous venons d'entendre , comme une vérité constatée par le fait, qu'à Graefenberg et dans tous les établissemens semblables il est ordonné de faire boire de l'eau fraîche à ceux qui sont en sueur, dans l'intention, qui ne manque pas de se réaliser, de les faire suer davantage , de favoriser et d'accroître l'écoulement de la sueur.

Pour ce qui concerne l'autre conclusion, qu'il est également nuisible de se laver ou de se baigner à froid dans l'état de sueur, elle n'est juste, non plus , qu'autant qu'il est question d'une sueur active. Entrez , même au plus fort de l'été , dans un bain de rivière , après vous être échauffé précédemment jusqu'à la sueur par quelque mouvement violent du corps : cela peut vous donner la mort. Entrez-y dans l'état d'une sueur passive, où votre sang est calme, où vous n'éprouvez ni échauffement interne ni agitation quelconque, cela ne vous fera aucun tort. Sans parler de moi-même qui prends, hiver et été, tous les jours régulièrement ma lotion froide, tout en sortant du lit, et sans me soucier que je sue, comme cela arrive bien souvent, surtout en été, ou que je ne sue pas, et qui, Dieu merci, me porte à merveille, j'en appelle au témoignage de tant de milliers de malades qui ont déjà visité ou qui visitent Graefenberg et tant d'autres établissemens semblables. Si dans ce grand nombre de personnes vous en trouvez une seule qui prétende avoir éprouvé des effets nuisibles, pour être entrée dans le bain froid immédiatement après la séance sudorifique, alors, mon cher lecteur, je vous donne gain de cause. Je suppose toutefois que cette même personne puisse assurer, en toute vérité, qu'avant de se plonger dans l'eau froide, elle n'a pas oublié de prendre la précaution de se laver préalablement les mains, le visage et la poitrine, de bien se frotter tous les membres, et enfin de ne rester que tout au plus cinq minutes dans l'eau.

D'ailleurs pourquoi tant de médecins recommanderaient-ils comme si salutaire l'usage des bains à la russe, si cette ablution froide de la sueur qu'on y voit également pratiquer était nuisible ?

Du reste, cette méthode d'excitation de la sueur, inséparable du bain froid subséquent, que Priessnitz et ses partisans pratiquent avec des succès si brillans, a des avantages éminens sur toutes les autres manières de provoquer la sueur connues de nos jours. Il est hors de doute que la sueur produite par les sudorifiques de la pharmacie agit trop violemment sur l'organisme, amollit la peau, affaiblit singulièrement et amaigrit le corps, principalement parce qu'elle n'est pas suivie d'une ablution froide. Dans les bains d'étuve, les vapeurs ardentes qu'on respire, et qui agissent sur la peau, échauffent les poumons et irritent les nerfs ; aussi est-il à craindre que leur usage long et fréquent ne porte préjudice à la santé, en affectant les poumons et les nerfs. La méthode de Priessnitz au contraire ne sait rien de tout cela ;

elle est aussi douce et innocente qu'efficace et salutaire. Il n'y a là ni médecine, ni mouvement quelconque du corps, ni vapeur brûlante qui agisse, et qui provoque la sueur ; ce n'est qu'un emmaillottement très-innocent, moyennant lequel la chaleur naturelle du corps, ne pouvant se communiquer au dehors, est concentrée et augmentée, et provoque la sueur en réagissant sur le corps ; le sang et les poumons restent entièrement en repos, et, loin de s'échauffer, ils sont sans cesse rafraîchis et récréés par l'air frais qu'on fait respirer au patient, et par l'eau froide qu'on lui fait boire.

C'est en même temps la seule manière possible de provoquer la sueur la *plus abondante*, comme on peut le voir tous les jours à Graefenberg, où certaines personnes suent de manière que l'eau qui sort de leurs corps perce non seulement tout l'appareil de l'enveloppement, mais encore le matelas et la paillasse, de sorte qu'on est obligé de mettre un vase au dessous de leurs lits, pour recueillir l'eau qui en découle. Enfin, c'est la seule méthode de sudation qu'on puisse exercer tous les jours pendant des mois, que dis-je, pendant des années en-

tières, non seulement impunément et sans affaiblir le corps, mais encore avec un avantage bien
signalé par rapport à la santé, surtout dans certains maux chroniques et invétérés.

A l'exception de fort peu de cas, par exemple dans l'état de grande faiblesse de la part
du malade, où Priessnitz ne fait pas suer du
tout, cette sudation et le bain froid subséquent
combinés, forment la partie essentielle de la
cure hydriatique ; elle souffre toutefois des modifications par rapport à l'époque de son commencement, ainsi qu'à la durée de la séance, qui
se règle sur la nature de la maladie et sur l'individualité du malade.

Priessnitz, instruit par une longue expérience,
qui lui a prouvé que des bains d'eau froide
seuls, et sans être précédés de sudation, rendaient la peau sèche et rude, et y causaient facilement des ampoules, fait grand cas de cette
excitation de la sueur ; il la regarde comme le
meilleur moyen de rendre l'organisme susceptible de l'action salutaire de l'eau froide, de le
rendre souple et pour ainsi dire malléable ; aussi
compare-t-il l'effet de cette sudation à celui du
marteau forgeant le fer, disant que ce n'est

que dans l'état de la plus grande chaleur, c'est-
à-dire dans l'état de rougeur, que le fer s'a-
mollit, qu'il cède aux coups du marteau, et qu'il
prend les formes qu'on veut lui donner.

D'ailleurs il sait combien ces sueurs réunies au bain froid subséquent sont propres à
activer et à favoriser les fonctions importantes
de l'organe cutané, dont l'état vicieux est la
source de tant de maladies.

Aussi prête-t-il une attention toute particulières à ces sueurs ; c'est ordinairement durant
leur écoulement qu'il visite ses malades ; bien
souvent la qualité et l'odeur de la sueur l'é-
claircit sur la vraie nature de la maladie, et lui
dicte le traitement qu'il doit suivre durant la
cure par rapport aux différentes applications de
l'eau froide, à la douche, aux bains de siége,
aux compresses, etc.

Comme je m'étais proposé d'apprendre à connaître et d'éprouver sur mon corps toutes les
parties qui constituent la cure hydriatique, je
me rendis, dès les premiers jours, aux douches
dont Priessnitz m'avait permis l'usage modéré,
en tant que je n'en ressentirais pas d'irritation.
Il y a à Graefenberg dix douches ; les deux pre-

mières, établies près des maisons plus basses du hameau, sont de peu d'importance ; on n'en fait usage que lorsque le temps ne permet pas de fréquenter les huit autres, qui toutes se trouvent dans une forêt au haut de la montagne, et à un quart de lieue de marche de Graefenberg. Deux d'entre elles , plus hautes que les autres , sont consacrées exclusivement au beau sexe ; l'eau qui en jaillit a la température la plus basse, et tombe en une colonne d'un pouce et demi de diamètre , sur une hauteur de onze à treize pieds. L'eau qui en découle , recueillie et conduite dans des augets , forme les six autres douches pour les hommes, placées l'une au dessous de l'autre ; la hauteur de la chute de l'eau varie de onze à dix-neuf pieds , ainsi que la température, qui est de 6 à 10° R., selon la saison et le temps du jour.

Il ne faut jamais faire usage de la douche en sortant de table ; le temps le plus favorable pour se faire doucher est la matinée. De même quand, en y arrivant, on s'est échauffé par la marche, il faut attendre , pour se déshabiller , qu'on se soit remis. Du reste, il ne faut pas non plus songer à se faire doucher quand on a froid.

Avant de s'exposer à l'action de la douche,
il faut se laver les mains, le visage et la
poitrine, puis recevoir la colonne sur les deux
mains, que l'on étend par dessus la tête, en
entrelaçant les doigts, afin de faire arroser d'a-
bord tout le corps. Ce n'est qu'après qu'on
expose à la colonne successivement la nuque,
le dos, le ventre, les cuisses, etc., mais jamais
ni tête, ni poitrine, ni estomac, ayant soin de
bien se mouvoir et se frotter, et surtout de
faire agir l'eau le plus long-temps possible sur
la partie malade. La durée de la douche est de
deux minutes pour le début, et augmente peu à
peu jusqu'à quinze minutes.

En la quittant, il faut s'essuyer et s'habiller
promptemeut, et faire une petite marche forcée, afin de faire passer le sentiment de froid,
qui est d'autant plus fort et plus désagréable
qu'on s'est fait doucher plus long-temps.

Il y a des personnes qui outrent la chose, et
qui restent exposées pendant trente à quarante
minutes et même davantage à l'action de l'eau
froide ; elles en font de même en suant et en
buvant, soit par une bravade fort déplacée,
soit dans l'opinion erronée de pouvoir forcer la

cure et accélérer la guérison, tandis qu'au contraire cela ne sert qu'à la retarder, sinon à
l'empêcher. En conséquence de cela, il est essentiel pour tous ceux qui viennent se faire traiter à Graefenberg de prendre chez Priessnitz
même des renseignemens exacts sur les points
suivans :

1° S'ils doivent suer une ou deux fois par
jour, et combien de temps ils doivent rester en
sueur ; puis combien, et à quels intervalles de
temps ils doivent boire durant la séance ; enfin
combien de jours ils doivent faire usage des bains
préparatoires, avant de se plonger dans l'eau
froide, et combien de minutes ils peuvent rester
dans cette dernière ;

2° En cas qu'il leur ordonne la douche, quel
est le maximum du temps qu'ils peuvent se faire
doucher, quelle douche ils doivent choisir, et
quelles parties du corps ils doivent principalement exposer à l'action de l'eau ;

3° Enfin quelle est la quantité d'eau qu'ils
auront à boire par jour, tant à jeun, qu'à table
et le soir.

Il faut prendre la même précaution par rapport aux autres modes d'application de l'eau

froide qui seront ordonnés, et bien se garder d'ajouter foi, ou de s'en tenir aux assertions et aux assurances des autres patiens. Enfin il est un autre abus qu'il faut éviter avec soin, c'est de faire usage de deux modes d'application immédiatement l'un après l'autre, par exemple de prendre un bain de siége tout en quittant le bain ou la douche, au lieu de prendre de l'exercice et d'attendre le retour de la chaleur naturelle du corps, dans l'état de laquelle il faut toujours se trouver pour procéder à un autre acte de refroidissement.

Pour ce qui concerne l'effet de la cure hydriatique, tant par rapport à l'époque de sa manifestation qu'à la manière dont il se montre, et aux changemens qui s'opèrent dans l'organisme, il dépend de la nature de la maladie et de l'individualité du patient.

Les premières impressions que produit le séjour de Graefenberg sont ordinairement favorables et bienfaisantes, vu que l'eau, l'air et le mouvement augmentent l'appétit, causent un bon sommeil, activent la fonction cutanée et digestive, et réagissent même d'une manière salutaire sur l'esprit. Mais, après un usage plus ou moins long de la cure , il survient divers accidens, souvent très-doulourenx, tant à la surface que dans l'intérieur du corps. Ces symptômes sont communément, mais improprement , nommés *crises* (efforts de la nature pour expulser la matière morbifique hors du corps), par les malades , qui les attendent avec impatience, quelque douloureux qu'ils soient , parce qu'ils les regardent comme des marques certaines que la cure prend , et qu'elle sera couronnée d'un heureux succès.

On peut s'expliquer toute l'opération de la manière suivante, qui, bien que problématique, paraît avoir le plus de vraisemblance. Tandis que l'eau fraîche qui sert de boisson exerce sa vertu délayante, dissolvante et évacuative, celle des bains agit comme irritant sur la surface du corps , en provoquant la réaction de l'organisme , c'est-à-dire en lui faisant porter le calorique dont il est pourvu vers les parties frappées par l'eau froide , afin de réparer la perte qu'elles viennent d'essuyer. Or , comme dans cette cure la surface du corps vient à être irritée ou frappée par l'eau froide quatre à cinq fois par jour, en comptant les bains entiers, les

partiels et la douche, et que par là le calorique
est sans cesse dirigé vers la circonférence, il se
forme dans l'organisme une espèce de mouvement centrifuge prédominant de la part du calorique qui, peu à peu, entraîne le sang et toutes les humeurs après lui, et leur fait prendre
la même tendance. Cette affluence des liquides
du corps vers la circonférence est telle que
même toute stagnation, tout dépôt formé sur
telle ou telle partie par la matière morbifique
ne peut y résister à la longue, et, quittant la place
qu'il avait occupée, participe à la marche générale. Cependant comment l'économie par-
viendra-t-elle à évacuer et à rejeter hors du
corps tant de substances corrompues et nuisibles qui, peu à peu, arrivent et s'amassent sous
la peau, laquelle leur ferme le passage? Ce sont
les sudations journalières inventées par Priessnitz qui présentent un excellent moyen de seconder l'organisme dans ses efforts pour expulser ces matières.

Pour nous convaincre combien ces sudations
sont salutaires, rappelons-nous les exemples
de tant de malades, dont la mort paraissait
inévitable de l'avis même des médecins,

et qui ne devaient leur salut qu'à une forte sueur que l'organisme ou la puissance médicatrice naturelle, faisant un dernier effort, sut produire, ouvrant par-là un libre passage à la matière maligne et létifère.

Aussi voit-on fréquemment à Graefenberg les produits des sudations imprégnés de toute sorte de matière calcaire, sulfureuse et même métallique, et répandant bien souvent une odeur fétide, aigre ou de moisi.

Cependant, soit que ces sudations ne suffisent pas à excréter tant de matières corrompues, soit que les précipités qui se trouvent sous la peau soient de nature à ne pouvoir pas être éliminés moyennant la sueur, on voit ordinairement, au bout d'un certain temps, la peau des malades s'enflammer à divers endroits, naître des tumeurs plus ou moins grandes, et se former des exanthèmes et des ulcères qui, en crevant, évacuent quantité de ces substances mortes. Ces abcès durent plus ou moins long-temps, sont plus ou moins douloureux, et disparaissent à tel endroit, pour reparaître à tel autre.

Outre cela, au milieu de ces travaux et de l'état d'irritation continuelle dans laquelle se

trouve l'organisme durant la cure, il n'est pas
rare de voir survenir d'autres accidens plus
importans, très-douloureux, et ordinairement
accompagnés de fièvre, qui, aux yeux du spec-
tateur, paraissent fort critiques et dangereux.
C'est principalement dans le traitement de ces
symptômes, qui forment les véritables crises,
et qui sont d'autant plus violens, que le mal du
patient est plus grave et plus invétéré, qu'il
faut voir Priessnitz et admirer son tact, sa pé-
nétration, sa présence d'esprit et sa main de
maître! Avec un calme et une assurance sans
pareille il sait en peu de temps maîtriser l'o-
rage et éloigner le danger, moyennant la même
eau froide, dont l'usage l'avait fait naître, en
diversifiant seulement le mode d'application
selon l'affection et l'individualité du malade qu'il
a à traiter (1). Tantôt il fait passer l'accès de

---

(1) Si Priessnitz avait fait des cours de médecine, il
est très-probable, malgré son esprit pénétrant et observateur, qu'il n'eût ni découvert tant d'effets divers, ni inventé des modes d'application si multipliés de l'eau froide;
car, familiarisé, comme tel, avec les préceptes de son
école et les vertus des remèdes, il n'aurait guère pu,

la fièvre dans une cuve froide ou dans un bain
de siége ; tantôt il applique des compresses, ou
bien il emmaillotte le patient dans un drap
mouillé ; tantôt il a recours à des frictions avec
le plat des mains trempées dans l'eau ; tantôt il
administre des clystères froids ; tantôt il donne
beaucoup ou peu à boire : en un mot, à le voir
dans ces occasions, on est frappé et saisi d'ad-
miration , mais en même temps de douleur en

dans de pareilles occasions , résister à la tentation de
tirer de son trésor médicamenteux quelque drogue propre à éloigner des symptômes si inattendus, si critiques
et si dangereux, puisque ces mêmes symptômes, au propre aveu de Priessnitz , l'ont décontenancé et fort em-
barrassé au commencement. Mais, dénué absolument de
tout savoir médical , réduit à son eau froide , et à la
grande confiance dans ses vertus curatives, forcé même
par ordre exprès du gouvernement à ne faire usage que
de l'eau dans son traitement des maladies , il dut d'autant plus s'étudier à approfondir la connaissance de cette
eau et des effets divers qu'elle peut produire selon les
divers modes de l'appliquer , pour venir à bout de guérir par elle des maux qu'il avait, pour ainsi dire, également fait naître par elle. Ce n'est qu'ainsi , ce n'est que
par les recherches les plus assidues, et à force d'expériences continuelles, qu'il parvint à créer un système

pensant que, jusqu'à présent, lui seul est parfaitement maître de cet art, et que celui-ci mourra avec lui, s'il ne se trouve pas des médecins qui, assez éclairés pour être exempts de préventions, et animés de zèle pour le bienêtre de l'humanité, viennent puiser la connaissance de cette excellente méthode curative sur les lieux-mêmes, et tâchent, à force d'étude et d'expériences, d'acquérir l'assurance et l'adresse nécessaires dans le traitement de ces crises, qui forment la partie la plus subtile de toute la cure.

Cependant ces crises, pendant lesquelles

---

complet de guérison, et à gagner dans la pratique une adresse et une assurance sans seconde.

Il y a dans cette méthode curative deux points essentiels qui la distinguent de toutes les autres manières de guérir qui ont jamais été pratiquées en médecine, savoir :

1° *L'usage du bain froid précédé immédiatement d'une forte excitation de la sueur ;*

2° *La manière de guérir indirecte ou révulsive avec l'eau froide, moyennant les bains de siége et les compresses,* mise particulièrement en usage dans les inflammations tant internes qu'externes.

toutefois il est bien rare de voir le malade forcé
à être alité, étant passées, toute la matière morbifique étant expulsée, et tous les organes ayant
repris leurs fonctions naturelles et régulières,
le patient a cessé d'être malade, il est guéri,
non seulement guéri de telle ou telle maladie,
contre laquelle il a pris la cure, ce qu'il faut remarquer avec une attention particulière, mais
parfaitement, complétement guéri : son corps est
pur et sain. Jusqu'à présent, en médecine, on
ne guérit que la maladie présente, celle dont
le malade se plaint et dont il éprouve les symptômes ; cependant le malade peut avoir d'autres maux latens dans le corps, qui ne sont pas
encore assez mûrs pour éclater ; il peut avoir
souffert immédiatement auparavant d'autres
douleurs, d'autres indispositions, d'autres dé-
boires qui, à l'attaque de la maladie présente,
ont cessé, c'est-à-dire se sont retirés en attendant; il peut, en un mot, avoir toutes sortes de
troubles et de vices dans l'un ou l'autre organe,
dont cependant il est impossible au médecin de
tenir compte, parce qu'il ne les voit pas, parce
que le malade ne s'en plaint pas. De là il arrive
que celui-ci est déclaré guéri, sans pour cela se

bien porter, sans jouir d'une bonne, d'une parfaite santé. Il n'en est pas ainsi de la cure
hydriatrique ; elle ne porte pas exclusivement
sur telle ou telle partie du corps, elle embrasse
tout l'organisme ; l'action de l'eau est générale,
elle s'étend sur tous les organes à la fois ; elle
réveille tous les maux qui étaient latens, qui
n'étaient qu'endormis; elle attaque et guérit tout
ce qu'il y a d'endommagé et de vicieux dans
l'économie vitale , si toutefois le mal est gué-
rissable ; et fût-il même incurable, la cure for-
tifiera et purifiera tout le reste de l'organisme de manière à retarder pour long-temps
les progrès rapides du mal. Voilà pourquoi
aussi il est si difficile de déterminer d'avance la
durée de cette cure ; le temps de la guérison
dépend de l'état général dans lequel se trouve
l'organisme, et de l'état particulier de chaque
organe. Cependant la guérison peut être ou accélérée ou retardée , selon que le malade a soin
de soutenir et de seconder l'action de l'eau par
certaines influences accessoires, auxquelles il a
recours, telles que l'air pur qu'il respire, l'exercice du corps et la nourriture qu'il prend.

J'ai dit plus haut que je reviendrais sur l'article de la nourriture que Priessnitz donne à ses patiens : c'est ici le lieu d'en parler.

J'avoue franchement que , sous ce rapport, je ne saurais partager le sentiment de cet homme d'ailleurs si respectable , et j'ai bien lieu de craindre que les alimens , souvent peu choisis et peu conformes à l'état de la maladie et de la constitution physique de bien des malades, souvent durs et difficiles à digérer, souvent trop gras ou trop aigres, dont on fait usage à Graefenberg , ne portent grand préjudice au succès de la cure ; surtout en considérant la quantité excessive et immodérée d'une nourriture pareille, dont les malades ont coutume de se remplir tous les jours. Je me bornerai à cet égard à faire quelques questions , telles qu'elles se présentent à mon esprit, et par rapport à la solution desquelles je me remets au jugement du lecteur.

Je demande si l'usage, même modéré, à bien plus forte raison immodéré, d'un pain noir toujours frais-cuit et humide, de viande de cochon et d'autre viande grasse , de farineux lourds *et* grossiers, de salade de concombres, etc., peut en général convenir à des malades attaqués des maux les plus divers?

Je demande si le genre de vie qu'on mène ici, malgré tous les accessoires favorables de l'air et de l'exercice, peut être capable d'éloigner tous les effets nuisibles qui, pour la santé, peuvent résulter d'une nourriture pareille?

Je demande si le malade n'introduit pas tous les jours, à diverses reprises, toutes sortes d'alimens dans son estomac que celui-ci ne saurait digérer, tant à cause de la quantité, que de leur qualité, et qui ne peuvent être rejetés hors du corps que moyennant les sudations et l'usage journalier, tant extérieur qu'intérieur, de l'eau froide?

Je demande, si les petits accidens qu'on voit naître si souvent à Graefenberg, si les renvois et le cardiogme qui sont à l'ordre du jour, peuvent avoir une autre cause efficiente et motrice que cette qnantité de nourriture plus ou moins indigeste qu'on prend.

Je demande si ce n'est pas mettre des entraves au succès de la cure et au rétablissement de la santé, que d'occuper la cure et la force

curative de l'eau à réparer les fautes de diète
que le malade commet tous les jours, et d'affaiblir et d'éparpiller ainsi les efforts de la nature, au lieu de faire agir les forces combinées
de l'organisme contre l'ennemi principal.

Je demande s'il n'est pas très-vraisembla-
ble, et si par conséquent il ne serait pas prudent d'en faire l'expérience, qu'un choix d'a-
limens plus sensé et plus analogue à l'organisation troublée des malades, principalement de
ceux dont tout le mal gît dans les intestins ou
dans l'abdomen, ajouté à un usage plus modéré
de ces alimens qu'il faudrait ordonner et recommander aux malades, feraient produire à
cette cure admirable des résultats bien plus
brillans que cela n'a été le cas jusques aujour-
d'hui?

Je demande, enfin, s'il ne paraît pas plus probable que l'observation d'un certain régime
par rapport à la quantité et à la qualité des alimens accélérerait et l'influence salutaire de
l'eau, et la manifestation des crises, peut-être de
crises plus douces, et l'entier rétablissement de
la santé; et que par-là un grand nombre de malades qui, aujourd'hui, se voient forcés par les

circonstances de quitter Graefenberg avant d'être entièrement délivrés de leurs maux, quoiqu'ils emportent l'espoir fondé d'achever la guérison, en continuant la cure chez eux, parviendraient à recouvrer la santé dans l'établisssement même ?

Du reste, Priessnitz ne reçoit pas indistinctement tous les malades dans son établissement. Voilà pourquoi il est essentiel, en s'annonçant chez lui, de lui mander l'espèce de maladie dont on est attaqué; sans quoi on s'expose à être renvoyé, en arrivant. Cela m'engage à dire un mot des maladies qui sont les plus propres à être traitées d'après la méthode hydriatrique.

En général, cette cure produit les effets salutaires les plus signalés sur toutes les personnes qui ont amolli leur corps et ruiné leur santé en suite d'une nourriture trop recherchée, de l'usage copieux de boissons spiritueuses, d'une vie trop sédentaire, d'une manière trop chaude de se vêtir ou de se couvrir, et qui, par-là, souffrent continuellement de *rhumatismes*. Tous les malades de cette espèce, que le mal soit aigu ou chronique, peuvent être assurés d'être guéris plus ou moins promptement.

Cette cure opère les guérisons les plus éclatantes dans les maladies médicamenteuses produites par l'usage continuel de drogues pharmaceutiques, principalement de remèdes mercuriaux dans les maux syphilitiques, de même que dans les longues convalescences après des saignées réitérées, où le malade a tant de peine à se remettre et à regagner des forces.

Dans tous ces cas, le genre de vie qu'on mène à Graefenberg, la sudation et le bain froid, l'eau qu'on boit, et l'air qu'on respire, tout cela fait des prodiges. On y a vu des malades syphilitiques amaigris jusqu'à la peau et aux os, et atteints d'une fièvre et d'une toux hectiques, entièrement rétablis dans l'espace de quelques mois, ayant même repris de l'emponpoint.

Toutes les espèces de goutte, podagre, chiragre, gonagre, sciatique, etc., principalement lorsque la matière goutteuse s'est portée sur certaines parties et articulations, et y a produit des ankyloses et des contractions, même la cataracte, sont traitées de cette manière à Graefenberg avec le succès le plus brillant. On y raconte d'un officier prussien qui avait été en-

tièrement perclus et sourd en suite de la goutte,
qui fut complétement guéri dans l'espace de
neuf mois.

Aucun autre traitement ne parvient à guérir
plus sûrement et plus parfaitement toutes les
maladies de l'abdomen et de l'appareil digestif,
ainsi que tant de maladies fondées sur des raisons gastriques, telles que dysenterie, choléra,
fièvres pituiteuse, intermittentes et nerveuse. Il
est également très-salutaire dans les hémorrhoïdes, dans l'hypochondrie et l'hystérie.

Cette cure est d'une efficacité signalée dans
toutes les espèces d'ulcères ou d'abcès, syphilitiques et gonorrhoïques, même dans la carie.
Outre M. le baron de Falkenstein qui raconte la
manière dont il a été guéri de la carie à Graefenberg dans l'intéressante brochure qu'il a publiée (1), un sergent attaqué de carie à la jambe, que les médecins avaient condamné à l'amputation, fut également guéri par Priessnitz.

Ce traitement a une grande puissance dans
toutes les maladies inflammatoires, tant exter-

---

(1) *Description de ma maladie et de ma guérison à
Graefenberg*, Berlin, 1838.

nes qu'internes. Par rapport aux inflammations internes, M. Fleury, fait remarquer avec justesse que « si, en chirurgie, dans les inflam-
» mations, on retire de si grands avantages de
» l'application de l'eau froide, l'on peut se de-
» mander si un remède qui a pour effet de sus-
» pendre pour ainsi dire la circulation dans un
» point déterminé, n'est pas préférable, en pa-
» thologie interne, à des moyens qui, comme
» les saignées générales et locales, n'agissent
» qu'en faisant subir à la masse générale du
» sang une déperdition insensible pour l'organe
» affecté, si elle est peu considérable, préjudi-
» ciable pour l'économie tout entière, si elle
» est abondante. Dans l'état actuel de nos idées,
» il nous paraît sans doute fort extraordinaire
» d'entourer un pneumonique d'un drap imbibé
» d'eau froide ; mais ce motif est-il suffisant
» pour proscrire, sans plus ample informé, une
» pratique dont l'expérience aurait constaté la
» rapide et heureuse efficacité ? »

Enfin, dans les maladies exanthématiques ai-guës, il n'y a pas de moyen plus puissant pour fa-voriser l'éruption, que de boire beaucoup d'eau fraîche, ainsi que, pendant la grande chaleur sèche de la peau, l'application d'affusions froides ou l'enveloppement dans des draps mouillés.

Même dans les maladies regardées comme incurables, cette cure, dûment modifiée, exercera toujours une influence très-salutaire, sinon sur l'organe affecté, du moins sur les autres organes intacts, en les fortifiant de manière à pouvoir opposer une plus longue résistance aux progrès de la maladie.

Pour en finir, je ne dirai plus qu'un mot à ceux qui s'imaginent que la cure hydriatrique soit capable de rajeunir, et de donner de nouvelles forces vitales. Ni l'eau, ni remède quelconque ne peut cela ; elle ne peut pas même *guérir*, puisqu'il a déjà été observé que ce n'est que l'organisme lui-même, et la puissance médicatrice naturelle qui peut expulser la matière morbifique hors du corps. L'eau, ainsi que tous les autres remèdes, ne peut qu'activer cette force, que seconder ses efforts, que lever les obstacles qui en arrêtent la manifestation. Là, où il n'y a plus de fonds, les remèdes ne peuvent plus agir. Par conséquent tous ceux qui ont dissipé leurs forces, les vieillards dans l'état de décrépitude, et les malades dont les maux invétérés ont déjà causé trop de ravages dans l'économie, dont l'un ou l'autre organe se trouve déjà dans un état de destruction, attendront en vain des succès brillans de cette cure.

Je recommande même à ceux qui ont recouvré la santé à Graefenberg, d'être bien sur leurs gardes, et de ne pas recommencer aussitôt leur genre de vie intempérant et déraisonnable. Cela ne se fait jamais impunément, et les exemples ne sont pas rares, que des déréglemens renouvelés aussitôt après la cure la plus heureuse ont amené une mort subite. Revenu à la maison, il faut donc être prudent et sage, observer un certain régime, continuer chez soi la cure, du moins en partie, en faisant usage de l'eau fraîche comme boisson et comme lotion.

Quant à moi, qui ai quitté Graefenberg après un séjour de seize jours, temps bien court, mais qui restera profondément gravé dans ma mémoire, je suis entièrement délivré de mon rhume de cerveau; mais je n'en continue pas moins avec persévérance l'usage extérieur et intérieur de l'eau fraîche, et, quoique loin d'être trop scrupuleux et encore moins esclave d'un régime minutieux, je tâche d'user de modération dans toutes les jouissances de la vie ; eu cas d'indisposition ou de malaise quelconque, je m'impose un jeûne rigide et ne fais que boire de l'eau fraîche : ce genre de vie me fait éprouver la satisfaction de conserver ma santé intacte et bonne, de me sentir vigoureux, gai et gaillard , et tout aussi rajeuni que quiconque peut se glorifier de l'être à 'âge de cinquante-trois ans.

LETTRES

SUR L'HYDROTHÉRAPIE, OU LE TRAITEMENT PAR L'EAU FROIDE ;

A Monsieur le Rédacteur de la *Gazette médicale de Paris* (1).

***

Depuis long-temps bon nombre de nos lecteurs désiraient avoir des renseignemens précis sur une nouvelle méthode thérapeutique qui fait grand bruit en Allemagne. Nous en avons parlé d'abord comme d'une de ces choses qui méritent plus l'observation du moraliste que l'attention du médecin. L'hydrothérapie ou l'hydropathie, ou enfin l'hydriatrie, s'annonçait avec le fracas et le cortége de vogue et d'enthousiasme qui accompagnent rarement ce qui est raisonnable et vrai. Au dire de beau-

***

(1) Extrait de la *Gazette médicale de Paris*, rédigée par le docteur J. Guérin, n° du 13 janvier 1840.

29.

coup de gens honnêtes et sensés, il en serait
autrement cette fois. Nous avons reçu de tant
de côtés différens l'histoire des merveilles opérées par le paysan de Graefenberg, que nous
nous permettons de faire part à nos lecteurs de
quelques unes de ces communications. Ils nous
savent assez prudens pour ne pas avoir accepté
du premier touriste venu les détails qu'ils vont
lire. Ces détails nous sont fournis par deux médecins distingués, dont l'un, aussi savant que
modeste, nous est personnellement connu, et
l'autre, un des plus habiles écrivains médicaux
de l'Allemagne, jouit dans sa patrie d'une es-
time méritée.

Voici donc des extraits de deux lettres qui
nous ont été communiquées par MM. les docteurs Engel, de Vienne, et Behrend, de Berlin, sur l'hydrothérapie.

1° LETTRE DE M. LE DOCTEUR ENGEL, DÉ VIENNE.

En visitant votre capitale, véritable centre
de la civilisation, il est impossible qu'un étranger, animé du désir de s'instruire, ne fasse pas
des efforts pour profiter de la perfection qu'y
ont atteinte les sciences et les arts. Quelle que

soit la partie à laquelle il consacre ses études,
il est certain de pouvoir ajouter largement à ses
lumières et à ses connaissances. Dans son admi-
ration, il sera cependant saisi d'un juste étonnement en voyant totalement inconnue dans ce
pays du progrès une branche de la médecine
qui obtient en Allemagne les plus éclatans succès. Excité par un orgueil national légitime, et
par le devoir qu'il a à remplir comme médecin,
il sent le besoin de faire connaître une nouvelle
méthode médicale, vraiment utile à l'humanité,
et dont de nombreuses expériences ne permettent plus de contester l'efficacité. Ces motifs,
monsieur, sont ceux qui m'ont porté à vous présenter ces quelques pages, et à vous prier, si
vous le jugez convenable, de vouloir bien les
insérer dans votre journal si justement estimé.
Sans doute les limites étroites dans lesquelles
je suis obligé de me renfermer ne me permet-
tront pas de traiter à fond un sujet si important,
et de faire connaître tout-à-fait l'*hydrothérapie*,
ou le *traitement par l'eau froide*. Je ne veux,
pour le moment, qu'en esquisser les traits principaux, dire quelques mots de son origine, de
ses progrès, et le signaler à l'attention des mé-

decins français. Si , comme j'ose l'espérer, ces quelques lignes sont favorablement accueillies , je me propose ensuite d'en parler plus longuement, et de publier un petit ouvrage , dont le but sera de développer la théorie et la pratique d'un traitement dont je prouverai l'étonnante efficacité par l'énumération des faits caractéristiques choisis au milieu d'un grand nombre, que j'ai eu occasion d'observer moi-même.

De tous les temps l'emploi de l'eau était connu et appliqué dans de nombreuses circonstances. Je crois cependant que notre siècle est destiné à voir l'application s'en répandre encore , et à nous montrer de quelle manière eurent lieu les commencemens de la science médicale, aujourd'hui si compliquée. ¡En effet, ce n'est point par de profondes recherches; ce n'est point par des savans mettant à profit l'héritage de leurs devanciers, qu'a été trouvée une méthode curative aussi simple que puissante ; c'est à un simple habitant de la campagne, guidé par l'observation de la nature, que l'humanité en est redevable. Priessnitz , dont le nom est aujourd'hui célèbre en Allemagne, habite Graefenberg , hameau jusqu'à ces derniers temps aussi inconnu qu'isolé, sur une montagne de la chaîne des Sudètes, aux frontières de la monarchie autrichienne. Eloigné, dans sa demeure reculée, de tous les secours de la médecine, il essaya de traiter seul les maux dont lui-même et ses parens furent affligés. Encouragé par le succès, il tenta de guérir des personnes attaquées d'une maladie rebelle à tous les efforts de l'art, la *goutte*, endémique dans ces contrées. Il réussit encore. Alors les observations augmentèrent ; son jugement, son coup d'œil acquirent plus d'assurance. Le bruit de ses cures se répandit ; sa renommée, augmentant de proche en proche, lui amena bientôt des malades, non seulement de tous les côtés de l'Autriche, mais aussi des pays les plus éloignés. Presque tous retournèrent guéris, ou soulagés d'une manière inespérée. Mais un triomphe plus grand attendait ce médecin formé par la nature. Après avoir été en but à la calomnie, à l'envie, au mépris de l'orgueil scientifique, il voit ses effets appréciés aujourd'hui. On lui rend justice ; on le suit dans sa marche, en analysant des succès incontestés désormais, et en basant une théorie sur l'observation de sa pratique. Enfin, plusieurs établissemens considérables ont été créés sur le modèle de celui qu'il a fondé, et l'hydro-thérapie est en honneur dans toute l'Allemagne.

Comme je l'ai déjà dit, c'est sur une montagne élevée que Priessnitz a fait ses premiers essais, et c'est là que sont venus le chercher des centaines de malades. C'est au milieu d'une sombre forêt qu'il les a reçus, et qu'il a entrepris de les guérir sans autre auxiliaire qu'un air pur, l'eau jaillissante des rochers, et un talent merveilleux, qui sait modifier et adapter à chaque individu, d'une manière variée jusqu'à l'infini, un traitement en apparence si simple, si uniforme.

Mais en vain on lui demanderait la théorie, les principes de son traitement. Quelles que soient l'activité et l'énergie de ses idées, il ne saurait les exprimer; ce n'est qu'en l'observant de près qu'on les peut abstraire de ses actions, qu'on peut les voir suivre les lois 'de la physique et de la physiologie, sciences dont les noms mêmes lui sont inconnus.

Dans son site sauvage, on voit éparses quelques chaumières de paysans, dont la maison de Priessnitz ne se distingue en rien. Parmi elles s'élèvent deux bâtimens plus grands, construits en grande partie en bois, et destinés à loger ceux qui ont recours à lui. Ils y sont fort à l'étroit et manquent de beaucoup de conforts ; mais, loin d'en être rebutés, tous sont soutenus par l'espoir de recouvrer leur santé. Beaucoup y passent même l'hiver, extrêmement rigoureux dans ces montagnes, où, au mois d'août, je n'ai trouvé, avant le lever du soleil, que six degrés de chaleur. Mais Priessnitz pense que plus la température de l'eau est basse, plus elle est efficace ; et, d'ailleurs, la cure, une fois commencée, ne peut être interrompue sans préjudice pour le malade.

J'entrerai à présent dans quelques détails sur la manière dont le temps est employé par un malade à Graefenberg, et ce sera en même temps donner une idée générale du traitement. Je dis une idée, parce que Priessnitz sait le varier jusqu'à l'infini, suivant les sujets auxquels il est appliqué. Il faut avoir été témoin, pour juger ces nuances et ces variations. Ce qui le distingue de tout autre, c'est l'absence de tout agent pharmaceutique ; ce sont les transpirations particulières et les crises caractéristiques, qui viennent résoudre tous les maux soumis à l'action de l'eau froide.

Le malade est réveillé à quatre ou cinq heures le matin ; on l'enveloppe presque hermétiquement dans une couverture de laine épaisse et grossière ; on ne laisse libre que la tête, et tout autre contact avec l'air extérieur est soigneusement empêché. Bientôt la chaleur s'accumule autour du malade, en quantité différente, suivant ses dispositions ou les circonstances atmosphériques. On le laisse transpirer assez abondamment pour mouiller ses couvertures, pendant que sa tête est couverte de fomentations froides, et qu'il boit autant d'eau froide qu'il désire (1). Dès que le médecin, qui l'observe, juge la perte des humeurs assez grande, il le fait plonger dans un bain froid, préparé d'avance près du lit. La première impression est désagréable sans doute ; mais une fois vaincue, une sensation de bien-être ne tarde pas à succéder, et la surface de l'eau se couvre de matières visqueu-

---

(1) On ouvre les portes et les fenêtres pour favoriser la transpiration par le courant d'air qu'on établit de cette manière.

ses et gluantes, produit de la transpiration. Les pores dilatés par la chaleur absorbent fortement le liquide, et, d'après toutes les observations, c'est le moment où s'opère l'échange salutaire qui purifie l'organisme. Cette variation subite de température n'a jamais produit aucun accident fâcheux. Toute irritation préalable à l'aide d'un stimulant quelconque a été soigneusement évitée ; les poumons ne sont pas échauffés, en inspirant un air chaud et brûlant, comme, par exemple, dans les bains russes ; la peau seule est légèrement stimulée.

Sorti du bain, le malade, essuyé et habillé, fait, s'il le peut, une promenade, pendant laquelle il boit de l'eau avec abondance. Il doit cependant éviter l'excès, qui s'annonce par une pesanteur désagréable à l'estomac. L'habitude a produit des prodiges en ce genre. On voit des personnes, presque hydrophobes au commencement, avaler ensuite vingt à trente verres d'eau par jour. Vient après le déjeuner. On n'y sert que des alimens froids, du lait froid et des fruits : Priessnitz regarde la chaleur comme débilitante pour l'estomac, et il a fait des expériences sur les animaux pour le prou ver. Après le repas, chacun fait une promenade assez longue, ensuite se rend à la douche, en laissant écouler un intervalle suffisant pour éviter les accidens. Les malades dont la peau est habituellement froide, sèche et âpre, la rendent plus apte à la transpiration par des lotions froides. Ceux qui souffrent de maux locaux les soulagent par des fomentations plus ou moins fréquentes. Ceux qui sont atteints de maux chroniques plus opiniâtres se soumettent à l'influence de l'eau froide, employée en pluie, en poussière, ou, comme nous en avons fait mention, en douche. Il est très-intéressant d'observer l'efficacité de cette dernière manière d'appliquer l'eau froide. Un goutteux, par exemple, qui soumet ses pieds, ses mains, ses articulations souffrantes, gonflées, à l'action d'une chute d'eau assez considérable, éprouve les phénomènes suivans : une vive rougeur les couvre, bientôt une démangeaison intolérable s'y fait sentir, mais aussi la résolution des tumeurs ne tarde pas à commencer, soit par la résorption ou le plus souvent par une suppuration topique.

Tous les malades en général doivent se donner le plus de mouvement possible , et boire une aussi grande quantité d'eau qu'ils peuvent supporter sans se fatiguer. Le dîner a lieu à une heure après midi. Je crois qu'il serait difficile de voir un appétit plus merveilleux que celui que déploient les pensionnaires de Priessnitz réunis tous à la même table. Des individus affligés de maux chroniques, dont en outre la digestion a été dérangée par une foule de remèdes , ne tardent pas à y trouver le rétablissement de leurs fonctions , le retour de leur force vitale. La nourriture est simple et abondante : je ne lui reprocherai que les mets quelquefois trop grossiers pour des estomacs délicats. Chacun en use à discrétion , et suivant ses besoins.

Si la faiblesse des malades ou les crises déjà commencées ne s'y opposent pas , on recommence quelques heures après le dîner le traitement du matin. La douche est cependant défendue comme trop irritante. Après un léger souper, chacun se couche , pour recommencer e lendemain. L'emploi de la journée est un garant du repos de la nuit.

Les sensations que le traitement hydrothérapeutique fait naître chez les malades, diffèrent essentiellement de celles que leur donnent les autres méthodes.

Au commencement, le retour des forces et le réveil des facultés torpides se font agréablement sentir. Mais l'excitation ne se borne pas à l'organe affecté ; elle devient générale, et produit une salutaire révolution de toutes les activités vitales. Des véritables symptômes fébriles se développent ; les douleurs déjà existantes deviennent plus intenses ; des maux anciens, et en apparence guéris depuis long-temps, reparaissent de nouveau, ce qui arrive principalement dans les maladies qui ont pour cause une dyscrasie quelconque (les maladies vénériennes, scrofuleuses, arthritiques, etc.), et ces effets ne sont que les avant-coureurs de crises plus caractéristiques.

Presque tous les malades, après un traitement de quelque temps, sentent une démangeaison, une douleur cuisante à la peau, qui se couvre quelquefois de petites taches ou papules rougeâtres, de formes diverses. Les maladies qui sont causées par l'irrégularité des fonctions nerveuses se bornent ordinairement

à cette sorte de phénomènes critiques. S'agit-il
au contraire de la guérison des maladies di-
tes matérielles, les phénomènes qui se mani-
festent suffisent à convaincre l'esprit le plus
incrédule de l'efficacité de ce traitement. La
sueur, plus abondante de jour en jour, renferme des matières morbides, dont la nature
varie selon les diverses maladies. Les différentes nuances de la viscosité et de l'odeur le
prouvent incontestablement. Des abcès nombreux, qui crèvent plus tôt ou plus tard, sous
la seule influence de l'eau froide, purifient
l'organisme des humeurs corrompues. Pendant
que les malades sont ainsi couverts d'abcès, ou
qu'une sécrétion abondante s'effectue par les
différentes voies de la transpiration, de l'urine,
des déjections alvines, ils se sentent revivre au
physique comme au moral; l'appétit se fait
sentir, la nutrition augmente, les souffrances
diminuent, la santé ne tarde pas à revenir.

Je terminerai cette notice en énumérant les
maladies qui ont surtout été guéries ou soula-
gées par le traitement à l'eau froide. Ceux
qu'elles affligent se rencontrent aussi en très-
grand nombre dans les établissemens hydro-

thérapeutiques. On peut espérer avec assurance qu'à mesure que cette méthode sera plus connue, plus exercée dans des circonstances différentes, sous des climats différens, son influence salutaire gagnera en étendue. Mes observations m'ont démontré que ce traitement est efficace, principalement contre les maladies chroniques accompagnées d'atonie ; contre la foule des maladies nerveuses, des différens spasmes, des douleurs dont la médecine ne parvient pas à trouver toujours la cause, contre les fonctions troublées, sans qu'on puisse découvrir un dérangement matériel dans les organes correspondans ; les différentes espèces d'engorgement du bas-ventre et tous les maux symptomatiques qui en dérivent, comme les indigestions, l'amaigrissement, l'hypochondrie, les hémorrhoïdes, l'ictère ; les maladies nommées dyscrasiques, comme la goutte, le rhumatisme, les scrofules ; les maladies cutanées, les maladies secrètes, et les maladies affectant le sexe féminin : l'hystérie, la chlorose. L'hydrothérapie a remporté des succès nombreux et parfaits contre toutes ces maladies, si souvent le désespoir de la médecine.

J'ai eu encore occasion d'admirer le résultat de l'application de l'eau froide contre les maladies aiguës accompagnées de symptômes fébriles, comme la fièvre nerveuse, typhoïde, putride, contre celles accompagnées de l'apparition d'un exanthème, comme la scarlatine. Mais un de ses triomphes les plus signalés est celui qu'elle a remporté contre les désordres si graves de l'organisme, produits par l'abus de médicamens héroïques, tels que les engorgemens produits par le quinquina, les consomptions dues à l'usage de l'iode, de l'arsenic, les suites du mercure, du tartre émétique, et d'autres altérations profondes des tissus qu'on pourrait appeler cacochymie médicale.

***

2° EXTRAIT DE LA LETTRE DE M. LE DOCTEUR BEHREND, DE BERLIN.

Vous connaissez déjà sans doute, monsieur, par la voix publique et par la presse, la méthode entièrement nouvelle d'appliquer l'eau froide à la plupart des maladies internes et externes, méthode découverte par un simple paysan, nommé Priessnitz, homme doué d'une intelligence supérieure et d'un esprit observateur éminent, qui l'exerce depuis plus de huit ans, avec l'autorisation expresse du gouvernement autrichien, à Graefenberg (village de la Silésie autrichienne). Le nombre des guérisons obtenues par ce paysan est si grand, ces guérisons elles-mêmes sont si étonnantes, que la multitude des malades qui accourent chez lui, non seulement de l'Allemagne, mais aussi d'autres pays, et des médecins, qui aiment mieux s'instruire que de s'opposer aveuglément à une nouveauté si éclatante, devient de jour en jour plus grande. Le nombre de malades de tous les rangs de la société étant cette année de plus de quinze cents (cinquante médecins non compris), le village de Graefenberg s'est déjà changé en une petite ville, et comme un examen scrupuleux ordonné par le gouvernement prussien a confirmé le résultat heureux et brillant de cette nouvelle méthode d'appliquer l'eau froide, méthode qui est nommée *hydriatrique* (ὕδωρ, eau, et ἰατρόω, guérir), elle a fixé l'attention de tous les gouvernemens de l'Allemagne. Les succès admirables que le paysan Priessnitz a obtenus et qu'il obtient tous les jours, ne dépendant pas de la qualité ou de la composition de l'eau, qui est une eau pure de fontaine, mais seulement de la manière nouvelle de l'administrer, on a déjà formé des établissemens hydriatriques dans plusieurs endroits; il y en a à Breslau, à Brunswick, à Dresde, à Gotha, près du Munich, à Cassel, etc., etc., et deux à Berlin, et un de mes amis est sur le point d'en établir un dans quelque ville ou quelque village de la Belgique.

Après avoir vu tant de succès étonnans obtenus par cette méthode hydriatrique, après avoir examiné sans prévention les personnes revenues de Graefenberg, et qui y ont été guéries, dont plusieurs appartiennent à ma clientelle, j'ai été avec deux de mes confrères à Graefenberg, pour y voir les choses de nos propres yeux, et nous y sommes restés six semaines pour observer la méthode du paysan Priessnitz et pour le voir agir.

Praticien depuis quinze ans, et rédacteur en chef d'un ancien journal médical critique pendant six ans, je m'étais d'abord un peu méfié de cette nouveauté; je la comparais à beaucoup d'autres, dont les auteurs et les partisans ont eu la prétention de réformer l'art médical, et qui se sont enfin entièrement évanouies ; mais, monsieur, ce que j'ai vu de mes propres yeux à Graefenberg et dans quelques autres établissemens hydriatriques m'a frappé et vous frapperait aussi d'étonnement.

J'ai vu des pneumonies et des pleurésies décidées guéries dans trois ou quatre jours par l'eau froide seule, sans aucune saignée ; j'ai vu une fièvre intermittente prolongée, guérie par l'eau froide seule, sans quinine ou quinquina, ni aucun autre remède ; j'ai vu des rougeoles, des scarlatines, des varioles, des fièvres continues et nerveuses, des maladies croupales et trachéitiques, rhumatismales, scrofuleuses, arthritiques, dartreuses, syphilitiques et mercurielles de toute espèce ; des affections nerveuses, hystériques, névralgiques, hypochondriaques, des engorgemens et physconies abdominales, des désordres menstruels et hémorrhoïdaux, des indurations et hypertrophies internes et externes, des tumeurs blanches, etc.; et toutes ces maladies guéries par l'eau froide, sans l'intervention d'aucun remède, et dans

un temps relativement plus court et moins dé-
favorable à la constitution que cela ne se fait
par nos autres moyens. L'eau froide est administrée dans toutes ces maladies à l'intérieur et
à l'extérieur, mais le mode d'application est
varié et individualisé selon la forme de la maladie et selon le cas ; et l'eau froide sert tantôt
comme révulsif, tantôt comme dépressif, et
dans tous ces cas l'efficacité de l'eau est si manifeste et si déterminée , que le moindre doute
est impossible. Si vous aviez vu, monsieur, ce
que j'ai vu moi-même, vous n'en douteriez pas
pas non plus.

OBSERVATIONS DE M. LE PROFESSEUR PELLETAN.

Le Mémoire que nous allons reproduire a été publié en décembre 1826, dans la *Revue médicale*. Peut-être, à cette époque, les idées du monde médical n'étaient pas encores mûres pour les considérations qu'il contient ; quoi qu'il en soit, il a été peu remarqué, et est aujourd'hui à peine connu.

La nature de l'ouvrage qui précède ne nous a point éloignés d'y joindre et d'en rapprocher notre ancien travail ; quelles que soient en effet les notions humorales un peu surannées par lesquelles M. Munde, qui n'est pas médecin, explique l'action du froid sur les maladies, il n'y a pas moins, dans l'histoire du traitement de Priessnitz, une masse de faits très-importans par leur nature et leur nombre.

Nous avons été frappés de la coïncidence d'une théorie publiée il y a quatorze ans, avec des résultats empiriques obtenus sans théorie ou même interprétés d'une manière toute différente.

Nous soumettons au jugement de nos confrères éclairés les considérations suivantes :

Nous avons démontré, dans le Mémoire publié en 1826, que *l'activité organique était proportionnelle à la valeur des courans de calorique qui traversent les organes.*

Que la rapidité des courans pouvait être accrue par la soustraction externe du calorique aussi bien que par un excès de production, pourvu que dans le premier cas la source intérieure fût suffisante.

Il y a en médecine un grand nombre de faits qui prouvent que le rétablissement de l'action organique, affaiblie ou entravée, est un des plus puissans moyens d'amener la guérison des maladies.

La médecine a souvent employé les bains ou affusions d'eau froide pour relever l'action générale de l'organisme ; mais ces moyens n'ont été appliqués que d'une manière transitoire et très-temporaire.

M. Edwards a prouvé que l'hiver rendait

l'économie plus apte à produire de la chaleur ; l'application journalière du froid artificiel doit produire le même effet.

Un grand nombre de faits obtenus sans théorie préconçue, et dout [la réalité ne peut être révoquée en doute, annoncent une action curative remarquable par l'action de l'eau froide.

Il est donc permis de croire qu'en effet la méthode curative par l'eau froide est un puissant moyen médical applicable à un grand nombre de maladies et qui mérite d'être propagé.

Nous n'ajouterons qu'un mot sur l'emploi des transpirations abondantes. Elles occupent déjà un rang distingué dans notre thérapeutique, mais il faut convenir qu'il nous manquait un moyen certain de les produire à volonté et surtout sans courir le risque d'enflammer un organe essentiel.

La méthode de Priessnitz paraît curative et rationnelle.

Il ne nous reste plus qu'à reproduire notre Mémoire, avec quelques notes.

MÉMOIRE

*Sur les phénomènes de chaleur qui se produisent
dans les Êtres vivans,*

Par le professeur PELLETAN.

C'est une opinion généralement reçue et confirmée par toutes les observations, qu'il se passe des phénomènes de chaleur plus ou moins prononcés dans tous les être organisés qui sont actuellement vivans, et cette coïncidence est assez générale pour que les physiologistes aient été portés à croire que le calorique était le principal excitant des organes, et la cause qui détermine et modifie l'exécution de leurs fonctions.

S'il en est ainsi, l'étude des phénomènes de chaleur dans le système organique intéresse au plus haut degré le physiologiste et le médecin observateur.

On peut remarquer, en effet, qu'une foule de recherches ont été dirigées vers le but de reconnaître les températures propres des êtres vivans, et d'en assigner les causes; d'importans résultats sont déjà le fruit de ces savantes recherches ; mais le physiologiste, étudiant avec soin les phénomènes de la vie, ne trouve que des rapports bien rares et bien insuffisans entre ces phénomènes et les températures observées. Une foule d'êtres, dont la vie est très-active, jouissent de températures très-basses ; la plupart, au lieu d'avoir en réalité une température fixe, n'ont en effet que celle des milieux dans lesquels ils habitent, et peuvent en changer avec si peu d'inconvénient, qu'ils mériteraient le nom d'êtres organisés à température variable (1).

Les animaux à sang rouge et chaud dont les organes intérieurs sont en général à une tem-

---

(1) MM. Breschet et Becquerel, muni d'instrumens bien plus sensibles, ont, depuis ce travail, déterminé avec un grand soin les petites différences de température que peuvent présenter les divers organes des animaux, et cela sans aucun résultat important pour la physiologie, comme il était facile de le prévoir, puisque la température n'est qu'un résultat accidentel et variable, tandis que la vitesse des courans est le principe essentiel.

pérature plus élevée, plus fixe et plus indispensable à l'entretien de leur existence, n'en présentent pas moins la discordance la plus marquée entre les variations de leur température et l'état de leurs fonctions ; l'une restant la même, les autres peuvent s'élever au plus haut degré d'énergie ; et, tout en considérant le calorique comme le principal excitant des organes, il faut convenir que l'élévation de la température produit souvent l'affaiblissement des fonctions, et même la mort, tandis qu'un refroidissement convenable rétablit ou excite les phénomènes vitaux.

En médecine même, et en thérapeutique, on voit avec surprise l'action par laquelle on refroidit les organes vivans, produire des effets opposés de sédation ou de stimulation ; on peut, il est vrai, échapper à ce contraste en supposant que les organes réagissent après l'influence toujours sédative du froid. Mais ne trouve-t-on pas dans cette explication des traces de ce vague hypothétique qui marque malheureusement tous les points de la physiologie qui n'ont point encore été suffisamment éclairés par les autres sciences naturelles ?

S'il est vrai que l'état particulier que l'on nomme *température* ait si peu de rapport avec les phénomènes de la vie, il devient important de remarquer que cet état ne doit être considéré que comme un résultat fonctionnel qui dépend de la proportion accidentelle qui peut s'établir dans chaque individu vivant, entre les acquisitions et les pertes de calorique dont il est susceptible, tandis que l'existence simultanée de ces acquisitions et de ces pertes produit nécessairement à travers les organes, des courans de calorique plus ou moins rapides. D'où l'on peut conclure que le passage du calorique à travers les organes est ici le phénomène primitif, et la température une circonstance secondaire.

On pourrait déjà conclure de ces raisonnemens isolés, qu'il est important d'étudier les courans de calorique qui se produisent dans les organes des êtres vivans, et de faire entrer cette considération dans toutes les explications physiologiques et médicales; mais nous avons pour objet dans ce mémoire de développer cette proposition en prouvant successivement, 1° qu'un corps quelconque peut être le siége de courans de chaleur plus ou moins rapides très-indépendamment de la température à laquelle il se trouve ; 2° que nos organes sont particulièrement sensibles au passage du calorique à travers leur tissu ; 3° que tous les êtres organisés sont dans les conditions nécessaires pour devenir le siége de courans de calorique ; 4° que l'importance des phénomènes de la vie et l'énergie de l'action des organes paraissent être en proportion de la vitesse des courans de calorique, plutôt qu'en proportion de la température ; 5° que l'adoption de ces principes peut servir à rendre compte d'une manière satisfaisante, d'un grand nombre de phénomènes de chaleur vitale, qui sans eux ne peuvent être considérés que comme des anomalies.

§ Ier. *Un corps quelconque peut être le siége de courans de calorique plus ou moins rapides, et cela indépendamment de la température à laquelle il se trouve.*

En effet, si l'on suppose une barre de fer chauffée par une extrémité et refroidie par l'autre, un thermomètre placé dans son milieu s'arrêtera à un certain degré qui dépendra de la

différence entre les températures des deux extrémités et de la propriété conductrice du corps:
mais on conçoit que, pour une température fixe
du milieu de la barre de fer, il y aura un nombre infini de cas différens, pourvu que le refroidissement produit à l'extrémité de la barre soit
toujours dans une proportion donnée avec l'élévation de la température de l'autre extrémité ;
on conçoit aussi que le courant pourra devenir
plus rapide et la température moyenne s'abais-
ser, si le refroidissement est accru, et qu'au
contraire le courant pourra devenir plus lent,
et la température moyenne s'élever, si le refroidissement devient moins énergique ; d'où il
résulte que la vitesse des courans de calorique
dans la barre de fer n'est nullement indiquée
par la température de sa partie moyenne, n'est
point proportionnelle à cette température, et
peut même se trouver en raison inverse.

Il est vrai que les physiciens n'ont point encore recherché quel changement l'existence
d'un courant de calorique plus ou moins rapide
peut apporter dans les propriétés d'un corps
brut; néanmoins on peut déjà remarquer,
1° qu'il se produit un courant galvanique dans

beaucoup de cas où un corps conducteur est le siége d'un courant de calorique ; 2° que plusieurs substances métalliques, et quelques corps fusibles, comme le phosphore, contractent des propriétés toutes particulières lorsqu'on les refroidit subitement ; 3° enfin , que beaucoup de matières organiques subissent , pendant l'ébullition d'un liquide qui les contient , des altérations fort différentes , suivant que cette ébullition est lente ou rapide.

On peut rapprocher les observations que nous venons de faire, de ce qui est arrivé dans l'étude des phénomènes électriques. On a connu de très-bonne heure les phénomènes de l'électricité avec tension, et ce qu'on nomme température n'exprime que la tension actuelle du calorique dans un corps ; on a découvert beaucoup plus tard les propriétés que contractent des fils métalliques quand ils sont le siége de courans électriques ; peut-être sera-t-on conduit à d'heureuses découvertes en étudiant les propriétés des corps qui sont actuellement le siége d'un courant de calorique plus ou moins considérable. Quoi qu'il en soit, l'existence de tels courans est indubitable , et il nous est permis de faire entrer cette considération dans l'étude des phénomènes de la chaleur vitale.

§ II. *Nos organes sont particulièrement sensibles au passage du calorique à travers leur tissu.*

On peut même ajouter que ce passage est la seule cause admissible des sensations de chaleur ou de froid que nos organes nous transmettent : en effet, l'impression que produit sur la main un liquide au milieu duquel nous la plongeons, n'est nullement proportionnelle à la température réelle de ce liquide : elle dépend uniquement de la différence qui se trouve entre cette température et celle de la main qui en fait l'épreuve : le même liquide à la même température nous paraîtra tantôt chaud, tantôt froid, suivant que la main aura été précédemment refroidie ou échauffée, en sorte que la sensation de chaleur est produite sur la peau par un courant de calorique qui entre, et la sensation de froid par un courant de calorique qui sort : tellement que si le liquide se trouve exactement à la même température que la surface extérieure de la peau, il n'y aura aucune sensation de chaleur ni de froid.

En raisonnant sur les phénomènes qui ne sont pas accessibles à nos sens, d'après ce qu'on observe dans des cas d'une investigation plus facile, nous devons conclure que les organes intérieurs, qui ne transmettent pas ordinairement des sensations, doivent être puissamment affectés par le passage du calorique à travers leur tissu.

§ III. *Tous les êtres organisés sont dans des conditions nécessaires pour être habituellement le siége de courans de calorique.*

Cette proposition exige pour son développement que nous établissions d'abord quelles sont les conditions nécessaires à l'existence d'un courant de chaleur à travers un corps. Il est évident qu'elles se réduisent à trois : 1° une source de calorique ; 2° un moyen de déperdition de calorique ; 3° un moyen de conduction ou une propriété conductrice dans le corps en question.

Quant à la source de calorique, nous ferons

remarquer qu'elle peut être de deux natures différentes ; qu'il peut y avoir une production locale de calorique par suite de phénomènes spéciaux , comme dans les animaux qui respirent, ou que le corps peut être en communication constante avec un réservoir commun qui lui fournisse continuellement du calorique , comme cela arrive pour les végétaux qui tiennent à la masse du globe.

Quant aux moyens de déperdition , ils peuvent être de deux espèces : par contact avec des corps plus froids, ou par changement d'état des liquides qui se transforment en vapeur.

Quant à la propriété conductrice , elle est rare et très-imparfaite dans les corps solides, puisque les seuls métaux en jouissent à un certain degré, et elle est presque nulle dans les liquides et dans les gaz ; mais le calorique peut être transporté avec une grande rapidité d'un lieu dans un autre , en vertu de la mobilité et par le déplacement des molécules liquides, en sorte que ce moyen de conduction est infiniment plus puissant et plus rapide que la propriété conductrice des corps solides. Après avoir

posé ces principes, nous examinerons successivement les grandes divisions des êtres organisés, pour rechercher si, en effet, tous présentent sans exception les conditions nécessaires à
l'existence des courans.

Les végétaux ont habituellement leurs racines plongées dans la profondeur d'un sol ou
dans le sein d'un liquide qui peuvent également leur fournir des quantités illimitées de
calorique ; une circulation non interrompue,
quoique plus ou moins active, transporte incessamment des fluides, à la température du globe,
dans l'intérieur du végétal ; le contact d'un air
plus froid dans certaines circonstances, et bien
plus encore l'évaporation considérable qui se
fait dans les régions supérieures, sont les
moyens de refroidissement qui peuvent déterminer des courans intérieurs ; mais si les fluides
ascendans arrivent échauffés dans l'intérieur du
végétal, les fluides descendans ont été refroidis,
en sorte qu'il n'y a pas de lamelle organique
dans tout le tissu d'un être semblable qui ne
puisse et ne doive se trouver située entre des
fluides de températures différentes, et par conséquent devenir le siége d'un courant de calo-

rique. On peut remarquer encore que dans les végétaux dicotylédons qui s'accroissent par couches, c'est au point de contact des tissus à circulation ascendante avec les tissus à circulation descendante, que presque tout le travail de la végétation s'opère.

Les animaux qui vivent dans l'eau doivent être distingués en cétacés et en poissons. Ces derniers ont paru à presque tous les observateurs partager exactement la température du milieu dans lequel ils vivent, ce qui semble exclure toute idée de courans de calorique à travers leurs organes. Cependant nous ferons remarquer qu'il est extrêmement difficile de déterminer exactement le fait d'une légère différence de température entre un poisson et le milieu dans lequel il plonge; que M. Davy a trouvé la température de quelques poissons de plusieurs degrés au dessus de celle de la mer; que les poissons ont la faculté de résister jusqu'à un certain point au refroidissement du liquide qui les entoure, et qu'enfin ils sont munis d'organes respiratoires, et sont le siége de fonctions actives qui doivent développer du calorique.

Ces considérations nous autorisent à admettre que les poissons produisent une certaine quantité de calorique, qui leur est successivement enlevé par le contact continuel du milieu qu'ils habitent ; ce qui suffit pour établir l'existence des courans sans permettre une élévation de température notable ; et nous sommes d'autant plus porté à adopter cette opinion, que ces sortes d'animaux périssent immédiatement lorsqu'on élève tout à coup de quelques degrés la température du milieu qu'ils habitent, ce qui doit en effet mettre fin à tout courant de calorique de l'intérieur à l'extérieur, tandis qu'ils peuvent supporter des températures extérieures très-élevées, pourvu qu'on les produise avec beaucoup de lenteur, c'est-à-dire dans la proportion où leur corps lui-même peut s'échauffer pour continuer à éprouver quelque perte de calorique par le contact du fluide qui les environne.

Les cétacés munis d'organes respiratoires d'un ordre plus relevé, ont une température supérieure : mais leur corps est enveloppé de masses graisseuses qui s'opposent sans doute à une trop rapide déperdition du calorique par le contact extérieur.

Les animaux qui vivent dans l'air, et dont les poumons sont vésiculaires, présentent constamment une légère supériorité de température comparativement à celle du milieu qu'ils habitent ; ils ont par conséquent en eux une source de production de chaleur ; la déperdition s'opère incessamment soit par des contacts extérieurs, soit par la transpiration ; et leur circulation active transporte rapidement le calorique produit par les organes internes, dans tous les points de l'économie, et particulièrement vers ceux qui sont le siége des déperditions.

Il est essentiel de remarquer que déjà ces animaux, qui sont susceptibles de perdre du calorique autrement que par le simple contact, c'est-à-dire par la vaporisation des liquides au sein du fluide élastique qui les environne, deviennent capables de supporter, sans périr, des élévations subites de température extérieure qui tueraient immédiatement un poisson. On sent, en effet, que dans un milieu liquide il n'y a qu'une seule cause de déperdition de calorique, savoir, le contact de ce liquide ; tandis que dans un milieu aériforme cette cause de déperdition est facilement suppléée par les effets beaucoup plus puissans de l'évaporation.

Les animaux à sang rouge et chaud possèdent au plus haut degré toutes les conditions nécessaires à l'existence de courans de calorique à travers leurs organes ; leur respiration étendue et complète agit sur la totalité de la masse de leur sang ; leur circulation est énergique et rapide ; l'une et l'autre fonction peuvent être excitées ou ralenties de manière à augmenter ou diminuer au besoin la production de calorique. Ils sont sans cesse en position de perdre du calorique par voie de contact aussi bien que par évaporation, puisque leur température habituelle est supérieure à celle du fluide élastique qui les entoure ; enfin une transpiration toujours considérable, et qui peut s'accroître par les influences extérieures, les rend capables de supporter, sans périr, de très-hautes températures extérieures.

La perfection des circonstances propres à fournir des courans de chaleur qui se rencontre dans les animaux à sang chaud, nous permet de développer toute notre pensée sur l'existence et les effets de ces courans.

Il faut considérer ici que, d'abord, et en général, la masse du corps d'un tel animal est échauffée par l'intérieur et refroidie par l'extérieur, et qu'en outre la surface interne du poumon est aussi le siége d'une déperdition de calorique, en sorte qu'il faut nécessairement admettre que la masse des organes est incessamment traversée par des quantités de calorique qui dépendent simultanément de la rapidité de la production, de l'activité et de la transmission et de la valeur relative des pertes dans un temps donné, en sorte, par exemple, que la rapidité des courans sera diminuée,

1° Si la production est ralentie, c'est-à-dire si les fonctions respiratoires sont moins énergiques;

2° Si la transmission devient plus lente, ce qui dépendra de l'état actuel de la circulation;

3° Enfin, si les déperditions extérieures sont empêchées ou diminuées par l'élévation de la température du milieu, par la présence d'une grande quantité de vapeur déjà formée, ou enfin par l'immersion du corps dans un liquide aussi chaud que lui.

Indépendamment de ces effets généraux, on doit observer que les phénomènes importans de la vie se passent dans l'intimité du tissu des organes, et comportent nécessairement un état actif de toutes les lamelles solides qui forment les parois des vaisseaux ou des cellules qui renferment des liquides ; il faut donc, pour donner quelque importance à l'idée des courans de calorique, rechercher s'ils peuvent et doivent, en effet, exister dans l'intérieur du tissu des organes. Or, il est démontré que le sang artériel jouit, en sortant des poumons, d'une température supérieure à celle du reste du corps (1), et il est même probable qu'il est capable de dégager de nouvelles quantités de ca-

---

(1) Nous obéissions, en disant cela, à une idée généralement admise ; mais depuis nous avons démontré, 1° que la chaleur se développait exclusivement dans le poumon ; 2° qu'elle était due à l'hématose. Voyez notre *Traité de physique médicale*, 3ᵉ édit., Paris, 1838, t. II, p. 202.

lorique, lorsqu'il vient à changer d'état dans les systèmes capillaires.

Ce sang artériel est rapidement transmis dans toutes les parties du corps par des vaisseaux d'abord très-gros et toujours situés profondément, de manière à éviter les déperditions de chaleur prématurées.

D'une autre part, le sang veineux, revenant de toutes les parties du corps vers le cœur, ne saurait posséder et ne possède en effet que la température propre à ces différentes parties, c'est-à-dire inférieure à celle du sang artériel. Ce sang veineux revient avec lenteur en parcourant des vaisseaux dilatables dont un grand nombre se trouve situé superficiellement et directement exposé aux causes de refroidissement.

De ces considérations on doit conclure que toute l'organisation est habituellement traversée par des fluides, dont l'un est plus chaud que l'autre, en sorte que toutes les parties du corps, considérées à part, peuvent et doivent être le siége de courans de calorique qui les traversent pour se porter du sang artériel au sang veineux. Il est encore évident que le cœur et le poumon doivent être les organes dans lesquels ces courans seront plus considérables, puisqu'ils sont sans cesse pénétrés d'une grande masse de ces deux fluides à températures inégales.

Ne trouverait-on pas dans de semblables considérations l'explication de l'idée de Bichat, qui a vu que les organes mouraient lorsqu'ils étaient pénétrés par du sang noir, et n'y trouverait-on pas aussi l'explication des phénomènes de l'asphyxie, en admettant que les organes meurent lorsqu'ils sont pénétrés de fluides à une même température, qui conséquemment ne peuvent plus produire de courans partiels de chaleur.

§ IV. *Les phénomènes de la vie et l'énergie de l'action des organes paraissent être en proportion de la vitesse des courans de calorique, plutôt qu'en proportion de la température.*

Une multitude de faits et de circonstances remarquables qui se rencontrent à chaque instant dans les êtres vivans, se présentera naturellement à l'esprit de tout observateur qui supposera l'existence des courans de calorique, et viendra ainsi confirmer cette proposition ; mais il n'est pas inutile de signaler ici les principaux.

Les végétaux sont dans un état qui a été comparé au sommeil, et dans lequel la vie paraît latente aussi long-temps qu'ils sont privés des grands moyens d'évaporation qui dépendent de la chaleur de l'air et de la présence des feuilles ; mais aussitôt qu'ils sont munis d'organes transpiratoires, leur vie devient éminemment active ; non seulement ils s'accroissent, mais ils produisent des organes nouveaux et remplacent rapidement ceux qui ont été retranchés ; on ne saurait attribuer ce surcroît d'action à la seule élévation de température ; car l'extrémité d'une des branches d'une vigne donne des fleurs et des fruits quand on l'introduit dans une serre chaude, quoique tout le reste du corps y demeure exposé au froid de nos hivers ; et l'on sait, d'ailleurs, que l'intérieur d'un végétal est souvent beaucoup plus froid que l'atmosphère, et que ses feuilles recourbées peuvent renfermer des glaçons dans les saisons les plus chaudes de l'année ; en général, l'activité de la végétation peut être considérée comme proportionnelle à l'évaporation dont les végétaux sont le siége, et conséquemment au courant de calorique qui les traverse.

Dans les animaux à sang froid en général, on ne saurait attribuer l'énergie très-prononcée des actions vitales à la température, puisque celle-ci peut varier dàns de très-grandes latitudes, sans modifier l'énergie de la vie, tandis que toutes les causes qui sont propres à faire cesser les courans produisent une mort plus ou moins prompte.

Quant aux animaux à sang chaud, et à l'homme, par exemple, dont la physiologie nous intéresse plus spécialement, il est évident que l'énergie vitale n'est jamais en proportion, et se trouve souvent en raison inverse de la température, tandis que toutes les causes propres à rendre plus rapide le passage du calorique à travers les organes, accroissent simultanément l'intensité de leur action.

Aucun animal à sang chaud ne peut supporter long-temps l'immersion dans un liquide à la température de son corps, quoiqu'il conserve encore l'usage de la transpiration pulmonaire comme moyen de déperdition de chaleur.

Une atmosphère chaude et humide produit chez tous ces animaux un sentiment de débilité générale , et ces deux circonstances sont propres à élever la température de l'animal , mais en diminuant les deux moyens de déperdition de chaleur, et par conséquent la vitesse des courans de calorique.

Au contraire , l'influence d'une atmosphère sèche détermine un sentiment d'activité et produit une excitation générale, tant que la cause interne de production de chaleur peut suffire aux déperditions et entretenir les courans.

Un individu actuellement affecté d'un violent accès de fièvre, présente une température qui diffère très-peu de celle d'un homme sain ; néanmoins, tous ses organes, sans exception, sont dans un état d'extrême excitation ; mais il est facile de s'assurer que les moyens de production de chaleur sont accrus, que les moyens de transmission sont devenus plus rapides , et que les déperditions sont proportionnellement augmentées , en sorte que, quoiqu'à la même température, les organes sont effectivement le siége de courans de calorique beaucoup plus rapides que de coutume.

On peut en dire autant d'un organe en particulier affecté d'inflammation, et dans lequel
tous les phénomènes vitaux se trouvent considérablement accrus, quoique sa température
ne s'élève pas sensiblement : l'abord accidentel
d'une plus grande quantité de sang artériel dans
cet organe accroît pour lui la source du calorique ; une transpiration plus abondante l'enlève
au fur et à mesure ; mais l'organe n'en reste pas
moins traversé par des courans plus rapides,
ce qui rend compte et de son excitation et de
la sensation d'ardeur brûlante qu'il transmet au
cerveau, tandis que l'observation de la température ne justifie aucun de ces phénomènes.

§ V. *L'adoption des principes précédemment
exposés peut servir à rendre compte d'une manière satisfaisante d'un grand nombre de phénomènes vitaux, qui, sans eux, ne peuvent
être expliqués, ou doivent passer pour des
anomalies.*

Il nous suffira de citer un certain nombre de
ces circonstances remarquables, qui jusqu'ici
ont échappé à toutes les explications, pour don-

ner une idée de la fécondité du principe de l'influence des courans.

L'immersion momentanée dans un bain froid, les lotions de même espèce doivent être mises au nombre des stimulans les plus énergiques de nos fonctions ; mais ils sont inapplicables aux individus déjà trop faibles pour offrir des chances de ce qu'on appelle *réaction*.

Sans nier l'influence que les sensations vives produites sur la peau peuvent avoir sur l'exécution générale des fonctions, il nous paraît évident que le refroidissement superficiel et momentané de la peau est éminemment propre à rendre plus rapides les courans de calorique de l'intérieur à l'extérieur, en supposant toutefois la production interne suffisante pour y répondre ; ce qui, dans notre théorie, rend un compte satisfaisant de ce phénomène, et en général de l'action tonique des bains froids.

Cependant l'application continue de la glace sur une partie du corps qui correspond à un organe enflammé situé peu profondément, est un des plus puissans sédatifs dont la médecine fasse usage, et cette contradiction apparente sera facilement expliquée, si l'on considère qu'un refroidissement superficiel est aussi propre à accélérer les courans, qu'un refroidissement profond est propre à les faire cesser, puisqu'en général les quantités de calorique transmises par un corps, sont en raison de sa température ; et, par exemple, un refroidissement superficiel et momentané de la peau du crâne sera cause que les membranes du cerveau seront traversées dans un temps donné par une plus grande quantité de calorique, tandis que, dans un refroidissement plus profond, et auquel les membranes viendront à participer elles-mêmes, celles-ci ne seront plus traversées que par de très-petites quantités de calorique (1).

C'est une observation générale, que les inflammations de la muqueuse pulmonaire sont plus fréquentes qu'aucune autre, et qu'elles sont produites également, soit par la respiration d'un air froid, soit par la respiration d'un air chaud et sec : quant à la fréquence, il est évident que la peau et la muqueuse pulmonaire,

---

(1) D'ailleurs l'abaissement de la température rallentit la circulation qui peut seule apprêter de nouveau calorique et entretenir les courans.

qui sont le siége exclusif des déperditions de chaleur, doivent être souvent affectées de courans très-rapides, et que ces effets seront beaucoup plus marqués dans la muqueuse pulmonaire, eu égard à la grande quantité de sang artériel sous-jacent ; et quant à la diversité des causes, on conçoit qu'un refroidissement direct n'accélérera pas plus les courans qui traversent la membrane que la présence d'un air chaud et sec, qui rendra l'évaporation plus abondante.

L'application d'un cataplasme ou d'une fomentation sur une phlegmasie est éminemment propre à conserver et accroître la température locale ; cependant elle diminue évidemment le sentiment de chaleur, et la douleur du point malade. L'exposition à l'air froid rend au contraire la douleur aiguë ; comment concevoir ces phénomènes, si l'on n'admet que le cataplasme, formant une sorte de bain local, supprime la transpiration et les pertes par transmission, conséquemment les deux causes qui peuvent rendre dans l'organe enflammé les courans de calorique plus rapides ? Ne peut-on pas expliquer de la même manière les heureux effets de l'application d'un tissu imperméable à la vapeur, sur les membres affectés de douleurs musculaires ?

C'est ici le lieu de faire remarquer qu'un grand nombre d'affections qui sont vulgairement attribuées à la suppressionde la transpiration, dépendent au contraire des causes qui l'ont rendue momentanément très-active, par exemple, l'exposition à un courant d'air. Les phlegmasies qui résultent de ces incidens ne s'entendent-elles pas parfaitement dans le système supposé ?

Après qu'un individu s'est frotté pendant quelque temps les mains avec de la neige, et pendant que cette neige est encore en contact avec la peau, il y a production d'un sentiment de chaleur extrêmement vif et coloration de la peau en rouge, tandis que le thermomètre accuse une température très-basse ; le passage du calorique qui se porte du centre des organes vers le point refroidi nous paraît seul propre à expliquer un semblable effet.

Lorsqu'une partie du corps a été presque complétement privée de circulation par un refroidissement profond, l'application d'une température élevée à l'extérieur est le plus sûr

33.

moyen d'en déterminer la mort complète : rendre la circulation générale aussi active que possible, et frotter les membres gelés avec de la neige, tels sont les moyens que l'expérience enseigne aux habitans du nord ; et leur effet salutaire ne peut être expliqué, qu'en admettant que la vie se rétablit dans l'organe quand on y produit des courans de calorique, et non quand on le réchauffe.

Enfin cette multitude d'aberrations prétendues de chaleur animale, ces sensations de chaud ou de froid que le thermomètre ne justifie point, et qui ont été jusqu'à présent considérées comme des phénomènes vitaux indépendans des lois ordinaires de la physique, nous paraissent rentrer naturellement dans les lois communes, aussitôt qu'on admet que nos organes sont sensibles au passage du calorique indépendamment de leur température, et que la vitesse des courans est soumise aux trois influences que nous avons indiquées.

Nous ne nous dissimulons point que, quels que soient le nombre et l'exactitude des faits sur lesquels nous avons pu fonder l'idée théorique qui fait l'objet de ce mémoire, elle reste dans la classe des hypothèses qui ne sont pas susceptibles d'une démonstration directe; mais nous croyons que ces sortes de considérations ne sont pas sans utilité dans les sciences, lorsqu'elles ont pour objet de rattacher un plus grand nombre de phénomènes à un même principe déjà adopté, et de diminuer ainsi le nombre des suppositions que nous sommes obligés de faire pour entendre et coordonner les phénomères naturels ; nous avons au reste été encouragé à publier ces idées par l'opinion de nos confrères les plus distingués, et nous espérons qu'étant soumises à l'examen d'un grand nombre de médecins éclairés, elles deviendront susceptibles de fournir d'heureuses applications à la médecine. Nous avons nous-même tenté une de ces applications, dont nous rendrons compte dans un autre mémoire.

FIN.

TABLE DES MATIÈRES.

FIN DE LA TABLE.

9 782329 446561